Dieter Riemann · Jutta Backhaus

Behandlung von Schlafstörungen

Materialien
für die
psychosoziale Praxis

Herausgegeben von
Martin Hautzinger und Franz Petermann

Dieter Riemann · Jutta Backhaus

Behandlung von Schlafstörungen

Ein psychologisches Gruppenprogramm

Unter Mitarbeit von
Elisabeth Schramm, Fritz Hohagen und
Ulrich Voderholzer

BELTZ

PsychologieVerlagsUnion

Anschrift der Autoren:
Dipl.-Psych. Jutta Backhaus
Prof. Dr. Dieter Riemann
Psychiatrische Klinik der Universität
Hauptstr. 5
79104 Freiburg

Lektorat: Gerhard Tinger

Herausgeber der Reihe „Materialien für die psychosoziale Praxis"
Prof. Dr. Martin Hautzinger
Psychologisches Institut der Universität Mainz, Staudingerweg 9, 55099 Mainz

Prof. Dr. Franz Petermann
Zentrum für Rehabilitationsforschung, Universität Bremen, Grazer Str. 6, 28359 Bremen

Das Werk einschließlich aller seiner Teile ist urheberrechtlich geschützt. Jede Verwertung außerhalb der engen Grenzen des Urheberrechtsgesetzes ist ohne Zustimmung des Verlags unzulässig und strafbar. Das gilt insbesondere für Vervielfältigungen, Übersetzungen, Mikroverfilmungen und die Einspeicherung und Verarbeitung in elektronischen Systemen.

Umschlaggestaltung: Dieter Vollendorf, München
Herstellung: Goldener Schnitt, Rainer Kusche, Sinzheim
Druck und Bindung: Druckhaus Thomas Müntzer, Bad Langensalza
Printed in Germany
Gedruckt auf säurefreiem Papier

© 1996 Psychologie Verlags Union, Weinheim

ISBN 3-621-27320-4

Inhaltsverzeichnis

Vorwort	VII
1. Gesundheitspolitische Relevanz des Problembereichs Schlafstörungen *D. Riemann · J. Backhaus · U. Voderholzer · F. Hohagen*	1
1.1 Epidemiologie	1
1.2 Pharmakotherapie von Schlafstörungen und Risiken der Pharmakotherapie	4
2. Diagnostik und Differentialdiagnostik von Schlafstörungen *D. Riemann · J. Backhaus · U. Voderholzer · E. Schramm*	13
3. Ein Modell zur Genese primärer/psychophysiologischer Insomnien *D. Riemann · J. Backhaus · E. Schramm · F. Hohagen*	21
4. Stand der Therapieforschung *J. Backhaus · D. Riemann*	25
5. Ein kognitiv-verhaltenstherapeutisches Kurzzeitkonzept zur Behandlung von psychophysiologischen Insomnien: Beschreibung der Therapieelemente *J. Backhaus · D. Riemann*	29
5.1 Informationssitzung	32
5.2 Entspannungstechniken	34
5.2.1 Erste Therapiesitzung: Muskelentspannung	35
5.2.2 Zweite Therapiesitzung: Gedankliche Entspannung	37

5.3	Psychoedukation und schlafhygienische Regeln	40
5.3.1	Dritte Therapiesitzung: Regeln für einen gesunden Schlaf	51
5.4	Kognitive Kontrolle	56
5.4.1	Vierte Therapiesitzung: Kognitive Kontrolle I	58
5.4.2	Fünfte Therapiesitzung: Kognitive Kontrolle II	61
5.5	Sechste Therapiesitzung: Abschlußsitzung	62
5.6	Fallbeispiele	64

6. Empirische Ergebnisse zum Therapieprogramm 73

    6.1   Kognitiv-verhaltenstherapeutisches Therapieprogramm mit 11 Sitzungen 73
E. Schramm · J. Backhaus · D. Riemann · F. Hohagen

    6.2   Kognitiv-verhaltenstherapeutisches Kurzzeitkonzept mit 6 Sitzungen 79
J. Backhaus · D. Riemann

7. Anhang: Materialien 89

    7.1   Anleitung zum Entspannungstraining 89

    7.2   Schlaffragebogen (PSQI) 94

    7.3   Schlaftagebuch 104

    7.4   Adressen der Schlaflabore in Deutschland, Österreich und der Schweiz 108

8. Literatur 115

9. Die Autoren 121

Vorwort

Beeinträchtigungen des Schlafs, wie etwa Ein- und Durchschlafstörungen oder auch Klagen über flachen und unerholsamen Schlaf, stellen neben Schmerzen die häufigsten Klagen in der allgemeinärztlichen Praxis dar. Die Behandlung von Schlafstörungen wird z. Zt. von den Benzodiazepinen dominiert, die im Vergleich zu den früher üblichen Barbituraten erheblich weniger Risiken, wie etwa hohes Intoxikationsrisiko bzw. geringe therapeutische Breite, in sich bergen. Allerdings haben sich in den letzten 15 Jahren auch erhebliche Kritikpunkte an der unkritischen Verschreibung der Benzodiazepine ergeben, wie etwa das hohe Abhängigkeits- und Suchtpotential sowie mögliche unerwünschte Nebenwirkungen, vor allem bei Patienten im höheren Lebensalter. Aus diesem Grund wurde in den letzen Jahren vermehrt nach nicht-pharmakologischen Alternativen zur Behandlung von Schlafstörungen gesucht. Hier bieten sich vor allen Dingen Maßnahmen aus der Verhaltenstherapie, insbesondere der kognitiv/behavioralen Verhaltenstherapie an, die zwischenzeitlich in ihrer Effektivität belegt wurden.

Im vorliegenden Therapiemanual werden neben Daten zu Epidemiologie, zur Diagnostik und Differentialdiagnostik und zur Entstehung und Aufrechterhaltung von Insomnien die verschiedenen verhaltenstherapeutischen und kognitiven Bausteine zur Behandlung von Schlafstörungen besprochen und ausführlich dargestellt, so daß sie für klinische Psychologen und in der Behandlung von Schlafstörungen tätigen Ärzten nachvollziehbar sind. Zudem wird dargelegt, wie die Bausteine, die u. U. auch einzeln einsetzbar sind, in ein integratives gruppentherapeutisches Programm eingebaut werden können. Für die Kurz- und Langzeitform der Gruppentherapie werden entsprechende empirische Daten aus der Erfahrung der Autoren dargestellt.

Dieses Therapeutenmanual findet seine Ergänzung in dem Band 'Schlafstörungen bewältigen. Informationen und Anleitung zur Selbsthilfe', der speziell für schlafgestörte Patienten geschrieben ist und ebenfalls bei der Psychologie Verlags Union erscheint. Hierin werden die verschiedenen therapeutischen Elemente anschaulich beschrieben sowie sinnvolle Informationen zu Schlaf und Schlafstörungen vermittelt. Wir verwenden diesen Band als Begleitmaterial zu unseren therapeutischen Gruppen; der Patientenband ist jedoch so ausgelegt, daß er auch als Selbsthilfeprogramm in Eigenregie vom Patienten durchgeführt werden kann.

1. Gesundheitspolitische Relevanz des Problembereichs Schlafstörungen

D. Riemann, J. Backhaus, U. Voderholzer, F. Hohagen

1.1 Epidemiologie

Die Ergebnisse vieler epidemiologischer Studien in westlichen Industrienationen deuten darauf hin, daß Insomnien ein sehr häufiges Gesundheitsproblem darstellen (Überblick bei Weyerer und Dilling, 1991). Repräsentativen Umfragen zu Folge leiden zwischen 15 – 35 % der erwachsenen Bevölkerung an einer Insomnie. Im deutschsprachigen Raum existieren relativ wenige Untersuchungen, die sich mit der Häufigkeit von Schlafstörungen befassen. Eine repräsentative Feldstudie in Oberbayern von Weyerer und Dilling ergab, daß 28,5 % der Befragten an einer mittelschweren bis schweren Schlafstörung litten.

Die Mehrzahl der Patienten mit einer Insomnie wird von Allgemeinärzten behandelt. Damit stellt sich die Frage, wie häufig dieses Gesundheitsproblem in der Allgemeinarztpraxis auftritt und wie Insomnien von Hausärzten behandelt werden. Die Kenntnis der Behandlungssituation von schlafgestörten Patienten beim Allgemeinarzt könnte darüber hinaus dazu beitragen, die Relevanz des Problembereichs Insomnien für das Gesundheitssystem abzuschätzen, entsprechende Versorgungseinrichtungen für schlafgestörte Patienten zu planen und die Grundlagen der Schlafmedizin in die Ausbildung von Ärzten, Psychologen, aber auch in die Fortbildung praktisch tätiger Ärzte zu integrieren.

Um diese basalen Fragen zu klären, führte unsere Arbeitsgruppe in Mannheim eine Studie bei Allgemeinärzten über einen Zeitraum von 2 Jahren mit dem Ziel durch, Häufigkeit und Art der Behandlung von Schlafstörungen in der allgemeinärztlichen Praxis zu untersuchen (Hohagen et al., 1991; 1993).

Ein speziell für diese Untersuchung zusammengestellter Fragebogen wurde an insgesamt 2512 Patienten im Alter von 18 – 65 Jahren verteilt, die ihren Hausarzt wegen eines Gesundheitsproblems aufsuchten. An der Untersuchung nahmen insgesamt 10 Allgemeinarztpraxen in Mannheim teil, der Befragungszeitraum betrug 4 Monate für jede Praxis mit einem Maximum von 300 Patienten pro Praxis. Neben demographischen Daten, Schlafgewohnheiten und Schlafproblemen sowie Gebrauch von Hypnotika, die vom Patienten erhoben wurden, gab der Hausarzt Informationen über körperliche und psychiatrische Erkrankungen, Verschreibung von Medikamenten, Häufigkeit der Arztkonsultation und die evtl. Diagnose einer Schlafstörung. Patienten, die zum ersten Zeitpunkt an einer mittelschweren bis schweren Insomnie litten, wurden 4 Monate später und nach 2 Jahren nochmals mit demselben Inventar befragt.

Die Schlafstörungen wurden nach operationalisierten Diagnosekriterien festgestellt und in verschiedene Schweregrade eingeteilt:
– Keine Insomnie
– Leichte Insomnie (gelegentliche Ein- und Durchschlafstörungen)

- Mittelschwere Insomnie (diese Patientengruppe erfüllte die Diagnosekriterien des DSM-III-R[1] für Insomnie ohne Beeinträchtigung der Tagesbefindlichkeit und Leistungsfähigkeit)
- Schwere Insomnie (diese Patientengruppe erfüllte die Diagnosekriterien des DSM-III R für Insomnie, s. Tabelle 1)

Tabelle 1. Diagnostische Kriterien für eine Insomnie nach DSM-III-R

a) Die vorherrschenden Beschwerden bestehen in Ein- und Durchschlafschwierigkeiten oder nicht erholsamem Schlaf, d. h. der Patient fühlt sich trotz adäquater Schlafdauer nicht erholt.

b) Die Auffälligkeit in a) tritt für die Dauer von mindestens einem Monat wöchentlich mindestens dreimal auf; sie ist so schwerwiegend, daß entweder deutliche Erschöpfung während des Tages beklagt wird oder andere Symptome beobachtet werden, die auf Schlafstörungen zurückzuführen sind, z. B. Irritabilität oder eingeschränkte Leistungsfähigkeit.

c) Die Störung tritt nicht ausschließlich im Verlauf einer Störung des Schlaf-Wach-Rhythmus oder einer Parasomnie auf. Psychiatrische Diagnosen wurden vom Hausarzt anhand einer vorgegebenen Liste erstellt, die verschiedene psychiatrische Diagnosekategorien umfaßte. Die Liste umfaßte die wichtigsten psychiatrischen Erkrankungen nach ICD-9, beinhaltete jedoch keine Operationalisierung der Diagnosen.

---

[1] Diagnostisches und statistisches Manual der amerikanischen psychiatrischen Vereinigung, dritte, revidierte Version (APA, 1987); dt. Version: Wittchen et al., 1989).

Die Verweigererraten zu den verschiedenen Meßzeitpunkten waren gering und die Gesamtstichprobe setzte sich zu 55 % aus Frauen und zu 45 % aus Männern zusammen. In der Alters- und Geschlechtsverteilung der untersuchten Patienten ergaben sich keine gravierenden Abweichungen gegenüber der Allgemeinbevölkerung.

Bei der ersten Befragung zeigten 18,7 % der Patienten eine schwere, 12,2 % eine mittelschwere und 15 % eine leichte Insomnie. 54 % der befragten Patienten schilderten keine Symptome einer Insomnie. In Abbildung 1 ist die Alters- und Geschlechtsverteilung für die Gruppe der Patienten mit schwerer Insomnie graphisch dargestellt. Übereinstimmend mit früheren epidemiologischen Untersuchungen zeigte sich, daß Klagen über ausgeprägte Insomnie mit dem Alter deutlicher werden und Frauen häufiger als Männer vom Symptom Insomnie betroffen sind.

Retrospektiv befragt, gaben fast 80 % der Patienten an, schon mehr als ein Jahr unter Schlafstörungen zu leiden. Prospektiv, d. h. 4 Monate nach dem ersten Meßzeitpunkt befragt, schilderten 62 % aller schwer schlafgestörten Patienten, immer noch unter einer schweren Schlafstörung zu leiden, während 14 % der schwer schlafgestörten eine mittelschwere und 9 % eine leichte Insomnie angaben und 15 % keinerlei Schlafprobleme mehr beklagten. Zwei Jahre später litten noch mehr als die Hälfte der initial schwer schlafgestörten Patienten an einer schweren bzw. mittelschweren Insomnie.

Für die Gesamtstichprobe konnte kein signifikanter Zusammenhang zwischen akuten körperlichen Erkrankungen und Insomnie abgesichert werden. Zwischen mittelschwerer und schwerer Insomnie ergab sich jedoch ein deutlicher Zusammenhang mit chronischen körperlichen Erkrankungen.

Im Hinblick auf die Comorbidität mit psychiatrischen Erkrankungen ergab sich für

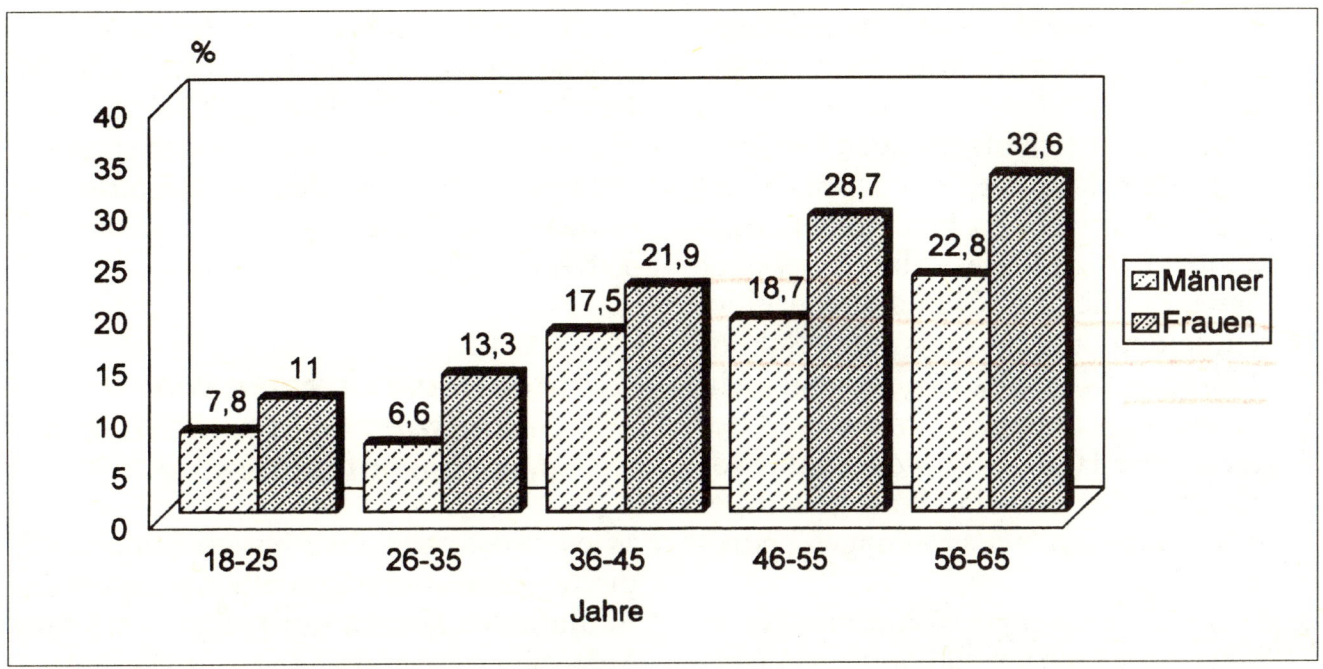

Abb. 1. Alters- und Geschlechtsverteilung von Patienten mit schwerer Insomnie in der Mannheimer Allgemeinarztstudie.

die leichten Formen der Insomnie keine signifikante Korrelation. Patienten mit mittelschwerer und schwerer Insomnie zeigten jedoch eine statistisch bedeutsame Comorbidität mit psychiatrischen Erkrankungen, insbesondere Depressionen, im Vergleich zu Nichtschlafgestörten und zu Patienten mit leichten Insomnien.

Die Einnahme rezeptpflichtiger Hypnotika nahm signifikant mit dem Schweregrad der Insomnie zu. In der Gruppe der schwer Schlafgestörten nahmen 24 % verschreibungspflichte Hypnotika und 7 % rezeptfreie Hypnotika ein. Bei den Hypnotika dominierten vor allen Dingen die Benzodiazepine vor Antidepressiva, Neuroleptika und anderen Substanzen.

Bezüglich der Verschreibungspraxis der Hausärzte stellte sich heraus, daß in der Regel bei diagnostizierten schweren Schlafstörungen fast immer ein Benzodiazepin verschrieben wurde. Ebenso nahm der Hypnotikagebrauch, vor allem von Benzodiazepinen, bei den schwer Schlafgestörten mit dem Alter deutlich zu. Frauen nahmen häufiger Hypnotika ein als Männer.

Über die verschiedenen Meßzeitpunkte zeigte sich, daß in der Regel eine chronische Verschreibung vorgenommen wurde, ohne daß dies jedoch zu entscheidenden Besserungen des Schlafs führte.

Nach Absetzversuchen befragt, wurde von vielen Patienten geschildert, daß sie bereits versucht hatten, das Hypnotikum abzusetzen, dies jedoch nicht gelungen war bzw. mit einer Verschlechterung der Schlafstörung einherging, was zum Wiederansetzen des Präparats führte.

Interessanterweise stimmten die Angaben der Patienten über Schlafstörungen nur in geringem Maß mit den Hausarztangaben über das Vorliegen einer Schlafstörung überein. Nur in 40 % der Fälle von schwerer Schlafstörung wußte der Hausarzt über dieses Gesundheitsproblem seines Patienten Bescheid. Patienten mit schwerer Schlafstörung konsultierten zudem ihre Hausärzte häufiger als Patienten ohne Schlafstörung.

Zusammenfassend lassen sich aus dieser Untersuchung folgende Hauptbefunde extrahieren:

1. Ausgeprägte Schlafstörungen (entsprechend den Kriterien des DSM-III-R) sind ein häufiges Problem in der allgemeinärztlichen Praxis. Etwa 20 % aller Patienten, die einen Hausarzt konsultieren, leiden unter ausgeprägten Schlafstörungen, die in der Regel schon mehr als ein Jahr andauern. Mit dem Alter nimmt die Häufigkeit von Schlafstörungen zu, ebenso sind Frauen häufiger als Männer von Schlafstörungen betroffen.
2. Es besteht eine hohe Comorbidität von Schlafstörungen mit chronischen körperlichen Erkrankungen und psychiatrischen Erkrankungen (insbesondere Depressionen).
3. Die Standardbehandlung von Insomnien in der Allgemeinarztpraxis besteht in der Verschreibung von Benzodiazepinen, die häufig über mehrere Monate bzw. Jahre verordnet werden. Die Langzeitbehandlung von Insomnien mit Benzodiazepinen scheint nicht zu einer langfristigen Besserung der Insomnie zu führen. Möglicherweise stellen Absetzphänomene einen Risikofaktor für eine Perpetuierung des Schlafmittelgebrauchs dar.
4. Schlafstörungen werden häufig von Patienten nicht geschildert bzw. von Allgemeinärzten nicht gezielt abgefragt, was sich darin dokumentiert, daß in nur 40 % aller Fälle dem Hausarzt bekannt war, daß eine ausgeprägte Schlafstörung vorlag.

Im Hinblick auf die später noch auszuführenden Risiken des Langzeitgebrauchs von Hypnotika und der damit inadäquaten Behandlung von Insomnien stellen nichtpharmakologische Therapieansätze eine extrem wichtige Alternative zur medikamentösen Behandlung dar. Betont werden muß an dieser Stelle auch, daß die Nicht-Behandlung bzw. inadäquate Therapie von chronischen Schlafstörungen wahrscheinlich mit einem erhöhten Risiko, psychiatrisch zu erkranken, einhergeht (Ford und Kamerow, 1989; Livingston et al., 1993).

1.2 Pharmakotherapie von Schlafstörungen und Risiken der Pharmakotherapie

Wie aus der oben angeführten epidemiologischen Untersuchung deutlich wird, werden Schlafstörungen in der primärärztlichen Versorgung in erster Linie mit Hypnotika, insbesondere Benzodiazepinen, behandelt. Diese therapeutische Strategie ist insofern insuffizient, da letztendlich damit kein dauerhafter Erfolg erzielt wird und durch diese Praxis häufig Abhängigkeitsentwicklungen gefördert werden können.

Am Gebrauch der Benzodiazepine in der Behandlung von Schlafstörungen haben sich in den letzten Jahren eine Vielzahl von Kritikpunkten ergeben (s. auch Borbély, 1986; Dreßing & Riemann, 1994):

1. Benzodiazepine verändern die physiologische Schlafstruktur. Neben der erwünschten Verkürzung von Einschlaflatenz, Reduktion nächtlicher Aufwachphasen und nächtlicher Wachzeiten unterdrücken die meisten Benzodiazepinhypnotika den REM-Schlaf und die Tiefschlafphasen (Oswald & Priest, 1965; Kales et al., 1970a,b). Physiologisch herbeigeführter Schlaf, z. B. durch Schlafentzug, führt auf der anderen Seite zu einer Zunahme der langsamwelligen Aktivität und des Tiefschlafs.
2. Das plötzliche Absetzen von Benzodiazepinhypnotika kann zu einer sog. Absetzinsomnie („Rebound") führen (Kales et al., 1983a,b), insbesondere das Abset-

zen von Benzodiazepinhypnotika mit kurzer oder mittlerer Halbwertszeit (Kales et al., 1978). Darunter versteht man das Auftreten einer Schlafstörung, die deutlich stärker ausgeprägt ist als vor Medikamenteneinnahme und die schon nach kurzer Behandlungsdauer auftreten kann. Die Rebound-Insomnie kann mit verstärkter Ängstlichkeit während des Tages einhergehen.

3. Ebenso kann eine Schlafstörung in den frühen Morgenstunden mit verstärkter Ängstlichkeit am Tag durch die Einnahme von Benzodiazepinhypnotika mit relativ kurzer Halbwertszeit ausgelöst werden (Kales et al. 1983a). Die Schlafstörung in den frühen Morgenstunden kann ebenfalls schon nach sehr kurzer Behandlungzeit auftreten und wird mit einer rasch entstehenden Toleranzentwicklung gegenüber dem Benzodiazepinhypnotikum erklärt, die dazu führt, daß eine schlafverbessernde Wirkung nur in den ersten zwei Dritteln der Nacht eintritt, im letzten Nachtdrittel jedoch eine Verschlechterung des Schlafprofils zu beobachten ist.

4. Schnelle Entwicklung von Toleranz kann auf Dauer, zumindest bei einer Subgruppe von Patienten, zur Gewohnheits- und Abhängigkeitsbildung, letztendlich bis zur Sucht führen.

5. Besonders bei älteren Patienten wurden Nebenwirkungen beobachtet, wie etwa anterograde Amnesie und, bedingt durch die den Präparaten eigene Muskelrelaxation, Zustände nächtlicher Verwirrtheit und Stürze mit z. T. erheblichen chirurgischen Komplikationen.

6. Bei Patienten, bei denen neben einer Insomnie eine Schwäche der Atemregulation, z. B. eine Schlafapnoe, vorliegt, kann es durch die muskelrelaxierenden Eigenschaften der Benzodiazepine zu einer Verstärkung der Atemregulationsstörung und damit zu erheblichen Komplikationen kommen.

7. Ungeklärt ist darüber hinaus, ob die langfristige Verschreibung von Benzodiazepinen über einen Zeitraum von mehreren Monaten bzw. Jahren wie dies häufig praktiziert wird, nicht letztendlich eine chronische „Pseudotherapie" darstellt, da wir z. B. in unserer eigenen epidemiologischen Untersuchung zeigen konnten, daß viele Patienten unter Dauermedikation keine deutliche Besserung ihres Schlafs mehr berichteten, und die Langzeiteinnahme evtl. durch Entzugserscheinungen und Rebound-Phänomene perpetuiert wurde.

Zusammenfassend zeigen die oben angeführten Argumente, daß Benzodiazepine keineswegs, wie früher gemutmaßt, unkritisch verschrieben werden sollten. Neue Richtlinien der Medikamentenverschreibung, herausgegeben z. B. von der Deutschen Gesellschaft für Schlafforschung und Schlafmedizin schlagen vor, Benzodiazepine ausschließlich bei ausgeprägten Schlafstörungen in Krisensituationen zu verordnen und die Einnahme für maximal drei Monate zuzulassen, um dann eine erneute Bewertung der Schlafstörungen vorzunehmen. Zudem wird empfohlen, vor jeder Verschreibung eine ausführliche schlafhygienische Beratung durchzuführen.

Die oben angeführten Kritikpunkte an den Benzodiazepinen führten dazu, daß sowohl die Suche nach pharmakologischen als auch nichtpharmakologischen Alternativen intensiviert wurde. Auf dem pharmakologischen Sektor haben in den letzten Jahren vermehrt sedierende Antidepressiva an Boden gewonnen. Diese Präparate haben z. T. eine sehr gute schlafanstoßende und sedierende Wirkung, ohne jedoch mit dem Risiko von Abhängigkeitsentwicklung verknüpft zu sein. Auf der anderen Seite wurden zudem eine

Vielzahl von nicht-pharmakologischen Maßnahmen entwickelt und evaluiert, deren Darstellung Gegenstand des vorliegenden Buches ist.

Absicht des vorliegenden Buches ist es in erster Linie, nicht-pharmakologische, meist verhaltenstherapeutische Maßnahmen zur Behandlung von Schlafstörungen vorzustellen. Da jedoch sehr viele Patienten, bevor sie eine spezifisch psychologisch/psychotherapeutische Behandlung aufsuchen, Hypnotika einnehmen, scheint es an dieser Stelle wichtig, für auf dem Gebiet der Pharmakotherapie von Schlafstörungen nicht kundige Therapeuten einen Überblick über die verschiedenen Formen der pharmakologischen Insomniebehandlung zu geben und Vor- und Nachteile der verschiedenen Pharmaka aufzuführen.

Eine Grobeinteilung z. Zt. verfügbarer Substanzen zur Behandlung von Schlafstörungen (Überblick auch bei Dreßing und Riemann, 1994; Faust und Hole, 1991) läßt sich in etwa wie folgt vornehmen:

1. Historische Substanzen (z. B. Alkohol, Barbiturate, Bromide etc.)
2. Antihistaminika, Chloralhydrat und pflanzliche Präparate
3. Benzodiazepinhypnotika und benzodiazepinähnliche Präparate
4. Antidepressiva und Neuroleptika
5. „Natürliche Schlafsubstanzen" (Tryptophan, DSIP, Melatonin)

1. Historische Substanzen

Substanzen, wie Opium bzw. Alkohol, haben eine lange Tradition des Gebrauchs in der Menschheitsgeschichte und werden häufig als Selbstmedikation von vielen Patienten eingesetzt. Der Alkohol ist sicherlich das älteste gebräuchlichste Schlafmittel und seine sedierende, relaxierende und euphorisierende Wirkung steht außer Zweifel. Alkohol bewirkt jedoch, vor allen Dingen dann, wenn er in höheren Mengen eingenommen wird, eine unphysiologische Änderung des Schlafprofils mit einer Reduktion des Tiefschlafs und des REM-Schlafs und eine Verflachung des Schlafes. Chronischer Alkoholgenuß kann zu einem Rebound des REM-Schlafs am Morgen und frühmorgendlichem Erwachen führen. Erst bei Absinken des Alkoholspiegels tritt wieder physiologischer Schlaf auf. Im Hinblick auf das bekannte hohe Abhängigkeits- und Suchtpotential ist Alkohol wie Opium bei Schlafstörungen absolut kontraindiziert.

Vor der Einführung der Benzodiazepine dominierten die Barbiturate die Insomniebehandlung. Die Barbiturate wirken initial zwar gut schlafanstoßend, sind jedoch mit der Gefahr rascher Toleranzentwicklung und damit dem Risiko von Abhängigkeits- und Suchtentwicklung verbunden. Zudem reduzieren sie den Tiefschlaf und den REM-Schlaf. Darüber hinaus können ausgeprägte Nebenwirkungen, starke Interaktionen mit anderen Substanzen und aufgrund der schnellen Kumulation ein hohes Intoxikationsrisiko mit u. U. sogar Todesfolge auftreten. Barbiturate sind heutzutage obsolet in der Insomniebehandlung.

Dasselbe gilt für bromhaltige Schlafmittel, die zu Beginn des Jahrhunderts „en vogue" waren. Brom hat eine sehr lange Halbwertszeit von bis zu 12 Tagen und führt deswegen zum Risiko des Bromismus, d. h. einer chronischen Bromvergiftung mit Intoxikation, psychischen Nebenwirkungen, wie etwa Depressionen und Halluzinationen sowie hohem Abhängigkeitsrisiko.

2. Antihistaminika, Chloralhydrat, pflanzliche Präparate

Hierbei handelt es sich um eine sehr heterogene Klasse von Pharmaka, deren Einsatz in der Behandlung von Schlafstörungen u. U. noch zu rechtfertigen ist.

Die Antihistaminika, die aus der Allergiebehandlung kommen, haben als Nebeneffekt eine ausgeprägt sedierende Wirkung auf das ZNS (Zentralnervensystem) und können deswegen auch als Schlafmittel verwendet werden. Die Präparate sind meist frei verkäuflich und Patienten somit leicht zugänglich. Neben reinen Monopräparaten gibt es jedoch eine Vielzahl von Kombinations- und Mischpräparaten mit Benzodiazepinen, die die den Benzodiazpinen eigenen Nebenwirkungen haben. Eine Abhängigkeitsgefahr bei Antihistaminika ist nicht ganz auszuschließen und eine Indikation für diese Präparate besteht ausschließlich bei leichteren Formen der Insomnie.

Chloralhydrat ist eines der ältesten Schlafmittel und kann für kurze Zeiträume bei Insomnikern eingesetzt werden. Das Schlafprofil scheint nicht unphysiologisch beeinflußt zu werden, die Wirkdauer liegt ca. bei 4–8 Stunden, jedoch kommt es nach eigener klinischer Praxis zu rascher Gewöhnung und Wirkverlust. Die therapeutische Breite des Präparats ist relativ gering, andererseits gilt auch die Abhängigkeitsgefahr als gering.

Pflanzliche Präparate haben früher eine große Rolle in der Behandlung von Schlafstörungen gespielt. Hierzu zählen Präparate, die auf Baldrian-, Johanniskraut-, Hopfen-, Melisse- und Passionsblumenbasis hergestellt werden. Aufgrund der besseren Wirksamkeit der chemischen Substanzen gerieten die pflanzlichen Präparate in der ärztlichen Praxis weitgehend in Vergessenheit, werden jedoch häufig von Patienten zur Selbstmedikation eingenommen. Eine wissenschaftliche Beurteilung der Wirksamkeit vieler pflanzlicher Präparate steht z. Zt. noch aus. Es liegen kaum kontrollierte Untersuchungen zur Wirksamkeit dieser Präparate auf Schlafstörungen vor. In einer eigenen Untersuchung mit einem Melisse-Baldrian-Präparat konnten wir zeigen, daß zumindest Schlafeffizienz und -kontinuität leicht gebessert wurden, während REM-Schlaf nicht unterdrückt wurde und der Tiefschlaf sogar zunahm. Ausgeprägte Nebenwirkungen bzw. Abhängigkeitsrisiken sind bei rein pflanzlichen Präparaten nicht bekannt. Aus diesem Grund scheinen die Präparate bei leichten bis mäßiggradig ausgeprägten Insomnien eine gewisse Existenzgrundlage zu besitzen.

3. Benzodiazepine und benzodiazepinähnliche Hypnotika

Die Benzodiazepine traten ihren Siegeszug in der Insomniebehandlung in den 60er Jahren an und verdrängten die Barbiturate aus der Spitzenposition bei der Therapie von Insomnien. Intoxikationen mit Todesfolge sind bei den Benzodiazepinen extrem selten und intial wurde angenommen, daß Benzodiazepine nicht abhängig machen können, wobei man von dieser Meinung jedoch inzwischen deutlich abrücken mußte. In Deutschland sind z. Zt. eine Vielzahl von Benzodiazepinen zur Insomniebehandlung mit unterschiedlich langer Halbwertszeit auf dem Markt erhältlich. Tabelle 2 gibt einen (nicht vollständigen) Überblick über diese Substanzen.

Generell gilt für die Benzodiazepine, daß in den letzten Jahren neben Toleranz- und Abhängigkeitsentwicklung Probleme wie Atemdepression, Rebound-Insomnie, nächtliche Amnesien und Verwirrtheitszustände, die insbesondere bei älteren Patienten verstärkt auftreten können, bekannt wurden. Benzodiazepine dürfen auf keinen Fall bei einer Sucht- bzw. Abhängigkeitsanamnese verordnet werden. Sie bewirken eine Reduktion der Einschlafzeit und nächtlicher Wachzeiten, die meisten Präparate führen zu einer REM-Schlafunterdrückung und einer Reduktion der langsamwelligen Deltaaktivität im

Tabelle 2. Benzodiazepinhypnotika und benzodiazepinähnliche Hypnotika

Halbwertszeit	> 8 Std.	4–8 Std.	< 4 Std.
	Flunitrazepam (Rohypnol)	Brotizolam (Lendormin®)	Triazolam (Halcion®)
	Flurazepam (Dalmadorm®)		Midazolam (Dormicum®)
	Lormetazepam (Noctamid®)		Zopiclone (Ximovan®)
	Loprazolam (Sonin®)		Zolpidem (Stilnox®, Bikalm®)
	Temazepam (Planum®)		
	Nitrazepam (Mogadan®)		

Schlaf-EEG. Für die Benzodiazepine ist zu empfehlen, daß sie nach den Richtlinien „klare Indikation, kleine Dosis, kurze Verordnungsdauer" gegeben werden müssen.

Zur Verfügung stehen Präparate mit unterschiedlich langen Halbwertszeiten von sehr kurz bis sehr lang. Präparate mit kurzen Halbwertszeiten kumulieren nicht, verhindern somit einen „hangover" am nächsten Morgen, können jedoch mit dem erhöhten Risiko von Toleranz- und Abhängigkeitsentwicklung und erhöhter Ängstlichkeit am nächsten Morgen verbunden sein.

Neben den eigentlichen Benzodiazepinen stehen seit einigen Jahren zwei neue benzodiazepinähnliche Substanzen, das Zopiclone und Zolpidem, zur Verfügung, die im Vergleich zu den Benzodiazepinen weniger Risiken aufweisen sollen. Die Halbwertszeit dieser Substanzen liegt bei 2–5 Stunden, und es ist noch offen, ob und in welchem Maß diese Präparate zu Sucht und Abhängigkeitsentwicklung bzw. Rebound-Insomnien führen können.

4. Antidepressiva und Neuroleptika

In der Behandlung von Schlafstörungen bei psychiatrischen Patienten haben sich Antidepressiva und Neuroleptika bewährt. Beide Präparatgruppen sind in der Regel nicht mit Abhängigkeits- und Suchtproblemen behaftet, und wurden in den letzten Jahren auch vermehrt bei Patienten mit primärer/psychophysiologischer Insomnie verordnet. Dabei werden in der Regel z. B. für das Amitryptilin (Saroten®), Doxepin (Aponal®) oder auch Trimipramin (Stangyl®) meist viel niedrigere Dosen (10–50 mg) als in der Depressionsbehandlung eingesetzt. Abgesehen vom Trimipramin führen die Antidepressiva zu einer deutlichen REM-Schlafunterdrückung, haben jedoch auf der anderen Seite einen sehr stark sedierenden Effekt. Bei den Antidepressiva ist an Nebenwirkungen vor allem anticholinerger und kardialer Art als auch an Blutbildveränderungen zu denken. Sie stellen keineswegs eine unkritisch zu bewertende Alternative zu den Benzodiazepinen dar und sollten für Patienten mit therapierefraktären Insomnien vorbehalten werden.

Bei Patienten mit Psychosen ist es häufig sinnvoll, statt einer Therapie mit Neuroleptika und Hypnotika ausschließlich Neuroleptika einzusetzen, wie etwa das Promethazin (Atosil®), Thioridazin (Melleril®), Levomepromazin (Neurocil®), Prothipendyl (Dominal®), Pipamperon (Dipiperon®), Melperon (Eunerpan®) und ähnliche Präparate. In neuester Zeit ist es auch üblich geworden, gerade bei älteren Patienten Neuroleptika, wie das Pipamperon, zur Behandlung von Schlafstörungen einzusetzen. Dabei sind jedoch die möglichen Nebenwirkungen, vor allem solcher extrapyramidaler Art, wie auch das Risiko von Spätdyskinesien zu beachten.

Der Einsatz von Antidepressiva und Neuroleptika muß sorgfältig abgewogen werden und eine Verordnung dieser Präparate ist erst nach dem Versagen anderer Therapiemaßnahmen (sowohl pharmakologischer als auch nichtpharmakologischer Art) indiziert. Mögliche Nebenwirkungen müssen durch therapiebegleitende Blutbild-, EKG- und EEG-Kontrollen frühzeitig erfaßt werden.

5. Sog. natürliche Schlafsubstanzen

Die Suche nach natürlichen Schlafsubstanzen hat in den letzten Jahren in der Schlafforschung eine große Rolle gespielt. Eine Zeitlang wurde postuliert, daß das L-Tryptophan, eine Vorstufe des Serotonins, ein natürliches Schlafmittel sei. L-Tryptophan führt bei Einnahme nur zu einer leichten Sedierung, und es wurde die Ansicht vertreten, daß erst die längerfristige Einnahme des Präparats eine Normalisierung des Schlaf-Wach-Rhythmus bewirkt. Durch Untersuchungen im Schlaflabor konnte eine Reduktion der Einschlaflatenz nach L-Tryptophan demonstriert werden, der Nachweis einer längerfristigen positiven Beeinflussung von Schlafstörungen gelang jedoch bisher nicht. Ende der 80er Jahre aufgetretene schwerwiegende Nebenwirkungen, vor allem das sog. Eosinophilie-Myalgie-Syndrom, führten dazu, daß das Präparat in Westeuropa und in den USA vom Markt genommen wurde. Die Ursachen für das Auftreten dieser Nebenwirkung beim Tryptophan sind bisher noch nicht geklärt, am wahrscheinlichsten scheint jedoch, daß weniger das Präparat selbst, sondern Verunreinigungen, die bei der gentechnischen Herstellung entstanden, für die starken Nebenwirkungen verantwortlich waren.

Eine andere Substanz, die in der Presse Furore machte, ist das sog. DSIP (Delta Sleep Inducing Peptid). Für dieses Peptid konnte tierexperimentell eine schlafinduzierende Wirkung nachgewiesen werden, beim Menschen gelang dieser Nachweis bisher jedoch nicht.

Eine andere „natürliche" Schlafsubstanz ist das Hormon Melatonin, das von der Epiphyse sezerniert wird und zeitlich eng mit dem Schlaf-Wach-Rhythmus korreliert, mit einem Minimum der Ausschüttung am Tag und dem Maximum während der Nachtstunden. Bisher gibt es Hinweise darauf, daß die Applikation von Melatonin Schlaf-Wach-Rhythmus-Störungen bei Blinden und beim Jet-Lag-Syndrom positiv beeinflußt. Für eine umfassende therapeutische Anwendung bei primär/psychophysiologischen Insomnikern liegen bisher noch keine überzeugenden Daten vor.

Zum Problem der Kombinationsbehandlung mit Hypnotika und Psychotherapie

Da die meisten schwer schlafgestörten Patienten, die einen Psychiater, Neurologen oder klinischen Psychologen konsultieren, in der Regel bereits eine Vielzahl psychopharmakologischer Behandlungsversuche hinter sich haben, stellt sich immer die Frage, ob und inwiefern pharmako- und psychotherapeutische Behandlungsstrategien kombiniert werden können. Die durchzuführende therapeutische Strategie wird sich immer an den Vorstellungen eines Patienten orientieren: Falls ein Patient den dezidierten Wunsch hat, ohne Medikamente auszukommen, wird man mit ihm vor Beginn der Behandlung ein entsprechendes Absetzen des Präparats besprechen und durchführen. Diese Phase kann u. U. extrem schwierig und für den Patienten belastend sein und bei Einnahme hoher Dosen von Benzodiazepinen ist häufig ein Entzug unter stationären Bedingungen nicht zu umgehen. Dabei ist es wichtig, daß die Patienten während des Absetzens von Benzodiazepinen vor möglichen Komplikationen, wie z. B. Krampfanfällen, durch Gabe eines Antikonvulsivums geschützt werden. Alternativ zu Antikonvulsiva, wie etwa dem Carbamazepin, kommt auch die Gabe von sedierenden Antidepressiva, wie etwa Doxepin, in Frage, um diese schwierige Phase zu überbrücken. Wichtig ist, die Patienten immer über das Risiko der sog. Absetzinsomnie aufzuklären.

Häufig sind Patienten jedoch unschlüssig bzw. meinen, zumindest zu Anfang der Behandlung, ohne gleichzeitige medikamentöse Unterstützung nicht auskommen zu können. Hierfür ist es wichtig, explizite Absprachen mit den Patienten zu treffen und die Medikamenteneinnahme zu „entideologisieren". Viele Patienten haben z. B. aufgrund von Presseberichten ein schlechtes Gewissen, Medikamente gegen Schlafstörungen einzunehmen. Das schlechte Gewissen bzgl. Medikamenteneinnahme führt bei vielen Patienten dann zu einem wenig sinnvollen Einnahmemuster: Sie versuchen immer wieder, ohne Medikamente auszukommen, quälen sich mehrere Stunden im Bett, um dann zur späten Nachtstunde doch noch zum Schlafmittel zu greifen. Die Folgen sind dann möglicherweise „hang over" am nächsten Tag mit entsprechenden Beeinträchtigungen von Leistungs- und Konzentrationsfähigkeit, die dann oft fälschlicherweise auf die Schlafstörungen attribuiert werden. Neben den möglichen Risiken der medikamentösen Behandlung entsteht dann nicht selten ein Insuffizienzgefühl beim Patienten, der sich als jemanden erlebt, der ohne chemische Stütze nicht mehr „funktioniert". In der Psychotherapie von Schlafstörungen sollte diese Frage offen und explizit angegangen werden, um so zu vermeiden, daß Patienten heimlich Medikamente einnehmen, ohne hierüber mit dem Therapeuten sprechen.

Deswegen sollte vor Einleitung einer jeden Behandlung mit dem Patienten eine klare Linie im Hinblick auf die Medikamenteneinnahme vereinbart werden. Die Patienten müssen darüber informiert werden, daß die psychotherapeutischen Maßnahmen nicht sofort, sondern z. T. erst mit einer Latenz von mehreren Wochen wirksam werden. Die Psychotherapie stellt ebenso hohe Anforderungen an die Motivation des Patienten, mitzuarbeiten und aktiv gegen seine Störung anzugehen. Eine intermittierende Medikamenteneinnahme wird die Motivation des Patienten, verhaltenstherapeutische Vorschläge zu befolgen, eher abschwächen. Der Patient erlebt dadurch immer wieder, daß er mit Medikamenten seinen Schlaf relativ einfach passiv beeinflussen kann, während ihm dies mit Hilfe der psychotherapeutischen Methoden nicht gelingt. Insofern ist bei einer Kombinationsbehandlung zuerst eine konsequente durchgehende Medikation vorzuziehen, die dann zum Zeitpunkt des Erreichens einer ausreichenden Schlafgüte schrittweise langsam ausgesetzt werden kann.

Zentral bei der Frage Kombinationsbehandlung vs. ausschließliche Psychotherapie ist die Motivation des Patienten. Es scheint unwahrscheinlich, daß ein Patient, der nicht oder nur geringfügig motiviert ist, ohne Medikamente auszukommen, erfolgreich psychotherapeutisch behandelt werden kann. Jedoch selbst bei hochmotivierten Patienten können die ersten Behandlungswochen, die häufig nicht sehr erfolgreich sind, die Medikamentenfrage aufwerfen. Dafür sollte bereits vor jeder Behandlung eine Vereinbarung getroffen werden. Die Frage der Kombinationsbehandlung ist komplex, stellt sich jedoch u. E. oft, da nur selten Patienten medikamenten-„naiv" in eine psychotherapeutische Behandlung kommen und meist erlebt haben, daß initial der Einsatz von Medikamenten schnell und deutlich die Schlafstörungen behebt. Zur Stärkung der Motivation zur Teilnahme an nicht-medikamentösen Therapiemaßnahmen ist es hilfreich, dem Patienten neben den kurzfristigen positiven Medikamenteneffekten die langfristigen, eher negativen Konsequenzen der Hypnotika darzulegen. Als langfristiges Ziel erstrebenswert ist sicherlich vollständige Medikamentenfreiheit und damit verbunden die Stärkung der Eigenverantwortlichkeit des Patienten und die Förderung aktiver Bewältigungs- und Kontrollmechanismen.

2. Diagnostik und Differentialdiagnostik von Schlafstörungen

D. Riemann, J. Backhaus, U. Voderholzer, E. Schramm

Bis vor kurzem standen für den Bereich Schlafstörungen keine allgemein anerkannten bzw. angewandten diagnostischen Instrumente zur Verfügung. Häufig wurden von Untersuchern bzw. Autoren entsprechender Studien eigene Fragebögen entwickelt, die jedoch oftmals nicht die erforderlichen testtheoretischen Kriterien wie Reliabilität, Validität, Objektivität und interne Konsistenz erfüllen.

Im deutschsprachigen Raum liegen nur wenige testtheoretisch abgesicherte publizierte Instrumente zur Erfassung von Schlafstörungen vor (s. z. B. der SF-A, SF-B von Görtelmeier, 1981).

In den letzten Jahren wurden jedoch vermehrt Klassifikationssysteme vorgeschlagen, um Schlafstörungen reliabel und valide diagnostizieren zu können. Dazu gehören das ASDC (Klassifikation von Schlafstörungen der Association of Sleep Disorders Centers, 1979), die ICSD (International Classification of Sleep Disorders, ICSD, 1990; dt. Version: Schramm und Riemann (Hrsg.), 1995) sowie die Klassifikation der Schlafstörungen nach DSM-III-R (1987) und nach ICD-10 (1991).

Aus Platzgründen und der Übersichtlichkeit halber sollen hier nur das ICSD und das DSM-III-R dargestellt werden.

In der International Classification of Sleep Disorders (ICSD) werden die Schlafstörungen in 4 große Klassen eingeteilt (s. Tabelle 3).

Tabelle 3. Klassifikation der Schlafstörungen nach der ICSD

1. Dyssomnien
 a) Intrinsische Schlafstörungen
 b) Extrinsische Schlafstörungen
 c) Störungen des zirkadianen Rhythmus

2. Parasomnien
 a) Arousal-Störungen
 b) Störungen des Schlaf-Wach-Übergangs
 c) Parasomnien in Verbindung mit REM-Schlaf
 d) Andere Parasomnien

3. Organisch und psychiatrisch bedingte Schlafstörungen
 a) Bei psychiatrischen Erkrankungen
 b) Bei neurologischen Erkrankungen
 c) Bei anderen körperlichen Erkrankungen

Übersichtlicher und weniger kompliziert – wenn auch weniger ausführlich – ist die Klassifikation der Schlafstörungen nach dem DSM-III-R (Diagnostisches und statistisches Manual der amerikanischen psychiatrischen Vereinigung, 1987; s. Tabelle 4).

Mit Hilfe der Klassifikation der Schlafstörungen nach diesem System ist eine oberflächliche, aber doch klare Klassifizierung der einzelnen Krankheitsbilder nach der Ätiologie möglich.

Tabelle 4. Klassifikation der Schlafstörungen nach DSM-III-R

I. Dyssomnien

1. Insomnien
1.1 Insomnie im Rahmen einer anderen psychischen Störung
1.2 Insomnie bei bekanntem organischem Faktor
1.3 Primäre Insomnie

2. Hypersomnien
2.1 Hypersomnie im Rahmen einer anderen psychischen Störung
2.2 Hypersomnie bei bekanntem organischem Faktor
2.3 Primäre Hypersomnie

3. Störungen des Schlaf-Wach-Rhythmus
3.1 Vorverlagerung oder verzögerter Typus
3.2 Desorganisierter Typus
3.3 Häufig wechselnder Typus

4. Andere Dyssomnien

II. Parasomnien

1. Alpträume
2. Pavor nocturnus
3. Schlafwandeln
4. Parasomnien

Für den Bereich der Insomnie werden im DSM-III-R-System diagnostische Kriterien aufgeführt, die es ermöglichen, nachvollziehbar und reliabel eine Insomnie festzustellen (s. Tabelle 1).

Im Rahmen des vorliegenden Buches soll ausschließlich auf den Bereich Insomnien eingegangen werden. Nach DSM-III-R werden die Insomnien in psychiatrische, organische oder primäre Schlafstörungen differenziert. In erster Linie sind die später aufgeführten Therapiemaßnahmen für Patienten mit sog. primärer/psychophysiologischer Insomnie geeignet. In den meisten Fällen können die therapeutischen Interventionen jedoch auch bei Patienten mit psychiatrisch bzw. organisch bedingten Schlafstörungen adjuvant zu Therapiemaßnahmen zur Behandlung der Grunderkrankung zum Einsatz kommen.

Um Schlafstörungen nach den Kriterien des DSM-III-R erfassen zu können, wurde von unserer Arbeitsgruppe ein strukturiertes Interview zur Diagnose von Schlafstörungen (SIS-D; Schramm et al., 1991) entwickelt. Dieses Interview lehnt sich an das Strukturierte Klinische Interview zur Diagnostik psychischer Störungen nach DSM-III-R (SKID) an und ist vergleichbar aufgebaut. Dabei werden in strukturierter Form Fragen zu allen verschiedenen Bereichen von Schlafstörungen vorgegeben, die dann nach bestimmten Algorithmen zur Diagnosestellung führen.

Untersuchungen zur Reliabilität und Validität dieses Instruments fielen sehr günstig aus (Schramm et al., 1993). Eine vereinfachte Form dieses Interviews zum Einsatz in der hausärztlichen Praxis wurde von unserer Arbeitsgruppe entworfen (Schramm & Hohagen, 1994). Zum Ausschluß psychiatrischer und organischer Erkrankungen ist eine entsprechende Voruntersuchung notwendig. Im Hinblick auf mögliche organische Verursachungen einer Schlafstörung sollte eine orientierende internistisch/neurologische Untersuchung sowie eine Bestimmung von Routinelaborparametern (incl. Schilddrüsenfunktionsdiagnostik) und EKG erfolgen. Im Hinblick auf die psychiatrische Diagnostik ist beim Untersucher psychiatrische Vorerfahrung notwendig, um z. B. sog. „larvierte" bzw. maskierte Depressionen erkennen zu können.

Neben einer strukturierten Exploration mit Hilfe eines diagnostischen Interviews ist es sinnvoll, die subjektive Einschätzung des Schlafs durch den Patienten zu erfassen. Hier hat sich der Pittsburgher Schlafqualitätsindex

(Buysse et al., 1989) als ein sinnvolles Instrument erwiesen, der von uns ins Deutsche übertragen wurde. Dieser Fragebogen erfaßt die verschiedensten Bereiche des Schlafverhaltens und erfragt explizit schlafspezifische organische Ursachen, wie nächtlichen Myklonus bzw. Atemaussetzer. Eine Kopie des PSQI findet sich im Anhang. Der PSQI wurde sowohl an gesunden Schläfern als auch schlafgestörten Patienten erprobt und validiert. Ein Gesamtwert von mehr als 5 Punkten gilt als auffällig. Der PSQI erlaubt zudem eine Profilerstellung bezüglich der Subskalen des Schlafverhaltens (s. Abb. 2).

Zudem ist es unabdingbar, in einem Zeitraum von ca. 14 Tagen vor und während der ganzen Therapie das Schlafverhalten durchgängig mit einem sog. Schlaftagebuch zu erfassen. Das Schlaftagebuch dient der täglichen Protokollierung des Schlaf-Wach-Verhaltens und bestimmter Ereignisse während des Tages. Ein Beispiel für ein Schlaftagebuch ist im Anhang dargestellt.

Neben Diagnostik und Therapieverlaufsmessung erfüllt das Schlaftagebuch eine wichtige Funktion: Durch Protokollierung des Schlaf-Wach-Rhythmus gelingt es vielen Patienten, generalisierte negative Urteile über ihren Schlaf von selbst zu relativieren. So kann aus dem Schlaftagebuch deutlich werden, daß Einschätzungen, wie „ich habe schon die ganze Woche kein Auge zugetan",

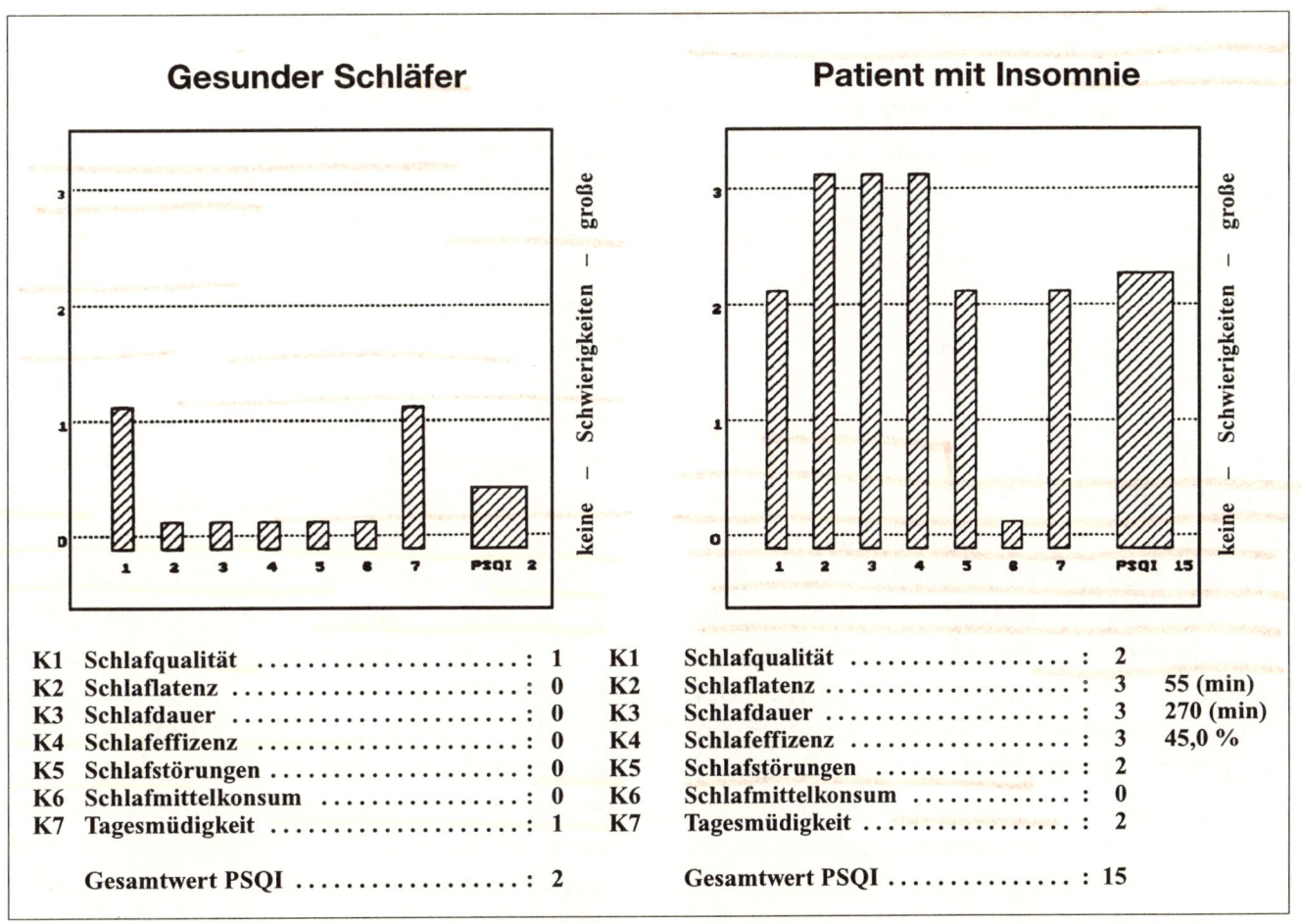

Abb. 2. Graphische Darstellung der Ergebnisse im PSQI; Vergleich eines gesunden Schläfers mit einem schlafgestörten Patienten

häufig übertrieben sind, und in der Regel auf ein bis drei schlechte Nächte auch wieder eine gute Nacht folgt. Zudem schärft das Schlaftagebuch durch gleichzeitige Protokollierung von Tagesereignissen den Blick der Patienten für Zusammenhänge zwischen dem Verhalten während des Tages und dem Schlaf. Häufig können so Aussagen von Patienten, wie „meine Schlafstörung kommt aus heiterem Himmel, dafür gibt es keinen Grund", relativiert werden. Insofern ist das Schlaftagebuch ein unverzichtbares Element in der Behandlung schlafgestörter Patienten. Wichtig beim Ausfüllen des Schlaftagesbuches ist es, die Patienten dazu anzuhalten, nicht etwa mit der Uhr in der Hand ihren Schlaf zu beurteilen bzw. Einschlaflatenz und nächtliche Wachperioden zu „messen", sondern ausdrücklich ihr subjektives Gefühl wiederzugeben, d. h. ungefähre Schätzungen abzugeben. Anstelle von Zeitangaben für Einschlaflatenz oder Schlafdauer kann man auch kategorial anhand einer Ratingskala schätzen lassen.

In Anbetracht der hohen Zahlen an schlafgestörten Patienten ist die Forderung nach polysomnographischer Untersuchung bei jeglicher Form von Schlafstörungen auch im Hinblick auf die angespannte Kostensituation im Gesundheitswesen nicht vertretbar. Eine Untersuchung im Schlaflabor sollte primär beim Verdacht auf eine Hypersomnie (z. B. Schlafapnoesyndrom, Narkolepsie) erfolgen, weil hier letztendlich nur die Untersuchung im Schlaflabor diagnostische Sicherheit bringt. Bei Insomnien wird eine Untersuchung im Schlaflabor primär den Patienten vorbehalten bleiben, bei denen der Verdacht auf ein Restless-Legs-Syndrom bzw. nächtliche Myoklonien besteht. Darunter versteht man repetetive Zuckungen der Extremitäten, die neurologisch bedingt sind und u. U. eine nicht unerhebliche Fraktionierung des Nachtschlafs mit dem Gefühl von Schlaflosigkeit auslösen können. Das Restless Legs Syndrom geht immer mit Myoklonien einher und imponiert durch ein von den Betroffenen schwer beschreibbares Gefühl der Unruhe in den Beinen, das den Einschlafprozeß erheblich stören kann. Bei einer primären/psychophysiologischen Insomnie ist u. E. eine Untersuchung im Schlaflabor primär nicht indiziert. Ausnahmen gelten hier für Patienten mit äußerst chronischen und schweren Insomnien, bei denen alle bisherigen Therapieversuche fruchtlos blieben. Hier kann eine ausführliche Abklärung im Schlaflabor mit Zusatzuntersuchungen, wie Labor und bildgebende Verfahren, weitere Aufschlüsse erbringen. In der Regel wird man sich bei Patienten mit primären/psychophysiologischen Insomnien mit diagnostischen Interviews und Schlaftagebüchern begnügen.

Bei der Untersuchung im Schlaflabor wird neben dem EEG von den Ableitepositionen C3 bzw. C4 eine Ableitung der Augenbewegungen (EOG = Elektrookulogramm) sowie des Muskeltonus (EMG = Elektromyogramm) vorgenommen. Je nach Fragestellung werden zusätzlich Atmungstätigkeit (oronasal bzw. abdominal/thorakal), Oximetrie (= Sauerstoffsättigung), Schnarchgeräusche sowie Beinbewegungen (EMG am tibialis anterior rechts/links) abgeleitet. Die so kontiuierlich erhobenen Daten über einen Zeitraum von 8 Stunden werden nach den Kriterien von Rechtschaffen und Kales (1968) ausgewertet und nach 30 Sekundenabschnitten in Schlafstadien eingeteilt. Daraus läßt sich das Schlafprofil erstellen (s. Abb. 3).

In der Abbildung ist das Schlafprofil eines gesunden Probanden einem alters- und geschlechtsentsprechenden primär schlafgestörten Patienten gegenübergestellt. Beim schlafgestörten Patienten fällt die verlängerte Einschlafzeit, häufige nächtliche Wachperioden sowie das Fehlen von Tiefschlafstadien auf. Interessant ist in diesem Fall, daß der

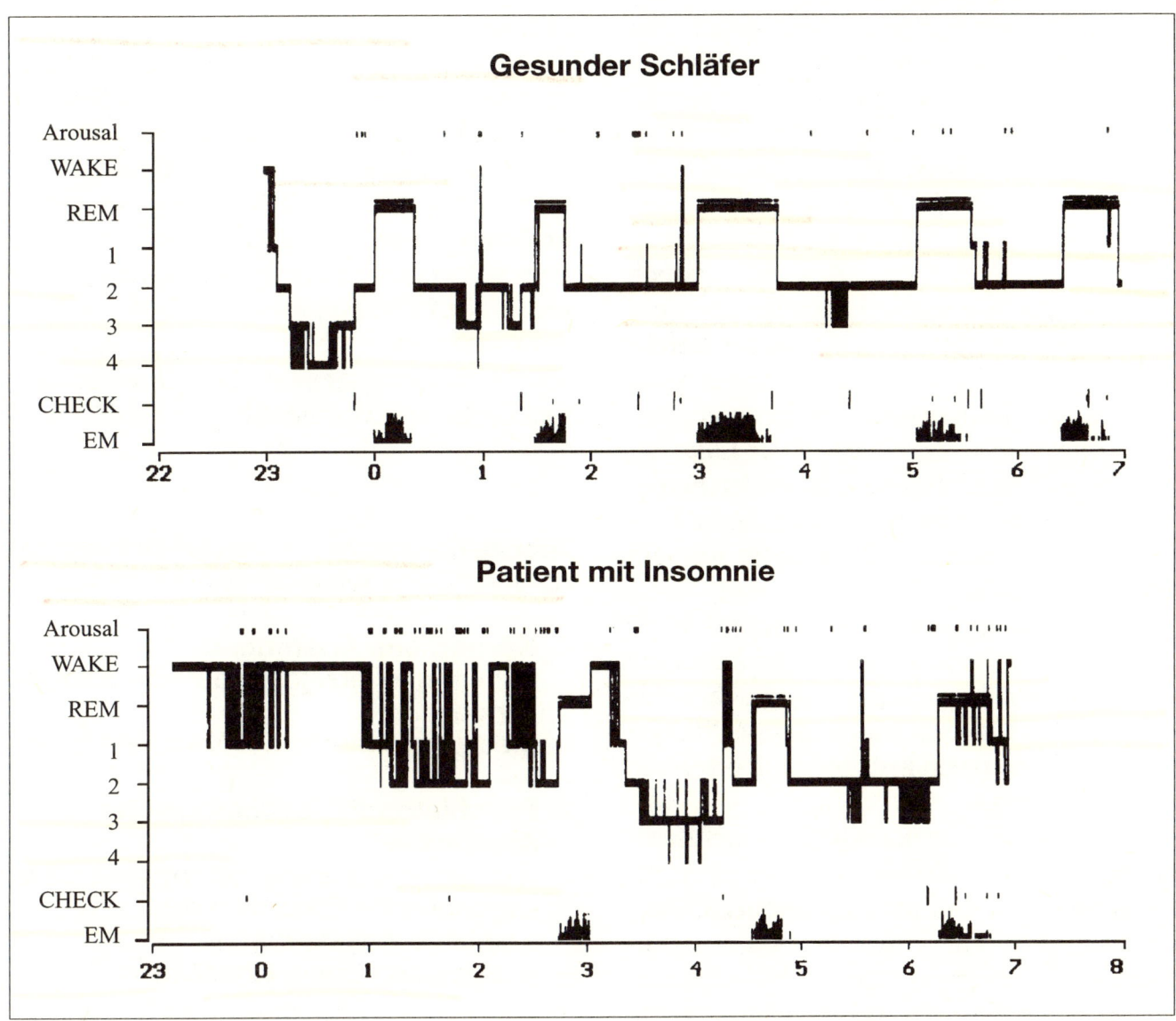

Abb. 3. Schlafprofil eines gesunden Probanden (oben) und eines Patienten mit primärer Insomnie (unten).

Patient in der abgeleiteten Nacht schilderte, nur etwa 2 bis 3 Stunden Schlaf bekommen zu haben. Aus der Schlafableitung geht jedoch hervor, daß die Gesamtschlafzeit bei 5 ½ Stunden lag. Dies ist ein häufiger Befund bei schlafgestörten Patienten: Durch die Polysomnographie können Extremurteile wie „ich habe die ganze Nacht kein Auge zugetan" in der Regel relativiert werden. Viele schlafgestörte Patienten zeigen zudem in der ersten Nacht im Schlaflabor einen sog. paradoxen Effekt der „ersten Nacht". Unter dem „first night effect" versteht man, daß gesunde Schläfer in der Regel in der 1. Labornacht weitaus schlechter als gewöhnlich schlafen. Bei Patienten mit Insomnien ist es nicht selten umgekehrt, d. h. der Schlaf der 1. Nacht im Labor fällt weitaus besser als zuhause aus. Wahrscheinlich läßt sich dieser umgekehrte Effekt der 1. Nacht mit dem Prinzip der sog. paradoxen Intention klären. Während unter häuslichen Bedingungen die meisten Patienten beim Zubettgehen den Schlaf erzwingen wollen, d. h. sich massiv unter Druck setzen, einzuschlafen, was wiederum Entspannung und Schlaf entgegensteht, ist die Einstellung im Schlaflabor genau umgekehrt, d. h. die Patienten wollen dem Untersucher demonstrieren, wie schlecht ihr Schlaf sei. Dies führt jedoch interessanterweise zu Entspannung und damit zu besserem Schlaf. Dieser Effekt kann zu therapeutischen Zwecken genutzt werden, indem man dem Patienten vermitteln kann, daß er durchaus in der Lage ist, unter gewissen Umständen normalen Schlaf zu generieren, und daß vor allem seine Einstellung zum Schlaf sehr wichtig für sein Schlaferleben ist.

Wie schon erwähnt, sind Schlaf-EEG Untersuchungen in der Regel bei Patienten mit primären/psychophysiologischen Insomnien aus Kostengründen und aus Mangel an Verfügbarkeit von genügend Laborplätzen nicht indiziert.

Zudem kann eine gründliche Anamneseerhebung mit ausführlicher allgemeinmedizinischer und psychiatrischer Untersuchung unter zur Hilfenahme eines strukturierten Interviews (SIS-D) Verdachtsmomente auf eine organische/psychiatrische Verursachung bzw. schlafspezifische organische Ursachen (nächtlicher Myoklonus, Apnoesyndrom) meist zum Vorschein bringen und sollte erst dann zum Anlaß genommen werden, weiterführende diagnostische Maßnahmen zu veranlassen. Zu Forschungszwecken und zur Evaluation neuer Therapiemethoden hat das Schlaf-EEG-Labor jedoch den unumstrittenen Vorteil größerer Objektivität gegenüber den subjektiven Methoden zur Erfassung des Schlafverhaltens.

In den letzten Jahren hat sich die Aktometrie als kostengünstigeres Verfahren zur Objektivierung von Schlafstörungen im Vergleich zur Polysomnographie etabliert. Dabei handelt es sich um ein Meßverfahren, das es ermöglicht, körperliche Aktivität über den 24-Stunden-Tag kontinuierlich und auch über längere Zeiträume bis hin zu mehreren Wochen zu erfassen. Das Aktometer kann wie eine Armbanduhr am Handgelenk angebracht werden. Die Messung ist wenig invasiv und beeinträchtigt Patienten nicht in ihrer normalen Lebensführung. Das Aktometer ist ein Bewegungsmesser, der mit einem piezoelektrischen Beschleunigungssensor ausgestattet ist und die Bewegungsrate (z. B. pro Minute) abspeichert.

Tabelle 5. Anamnestische und differentialdiagnostische Aspekte von Insomnien

1. Körperliche Anamnese
– frühere und jetzige körperliche Erkrankungen
– Medikamente/Alkohol/Nikotin/Drogen

2. Psychiatrisch/psychologische Anamnese
– jetzige bzw. frühere neurotische bzw. psychotische Erkrankungen
– Persönlichkeitsfaktoren
– jetzige und frühere Konflikte

3. Schlafanamnese
– SIS-D (strukturiertes Interview nach DSM-III-R)
– Schlaftagebuch (14 Tage)
– Tagesbefindlichkeit
– besondere Ereignisse/äußere Faktoren
– Fremdanamnese (Bettpartner): Myoklonien/Atempausen/Schnarchen
– Vorgeschichte der Schlafstörung
– Kindheit/Familienanamnese
– Aktometrie

4. Polysomnographie
– Verdacht auf Atemregulationsstörung
– Verdacht auf Restless-Legs/nächtliche Myoklonien
– chronische therapierefraktäre Insomnie

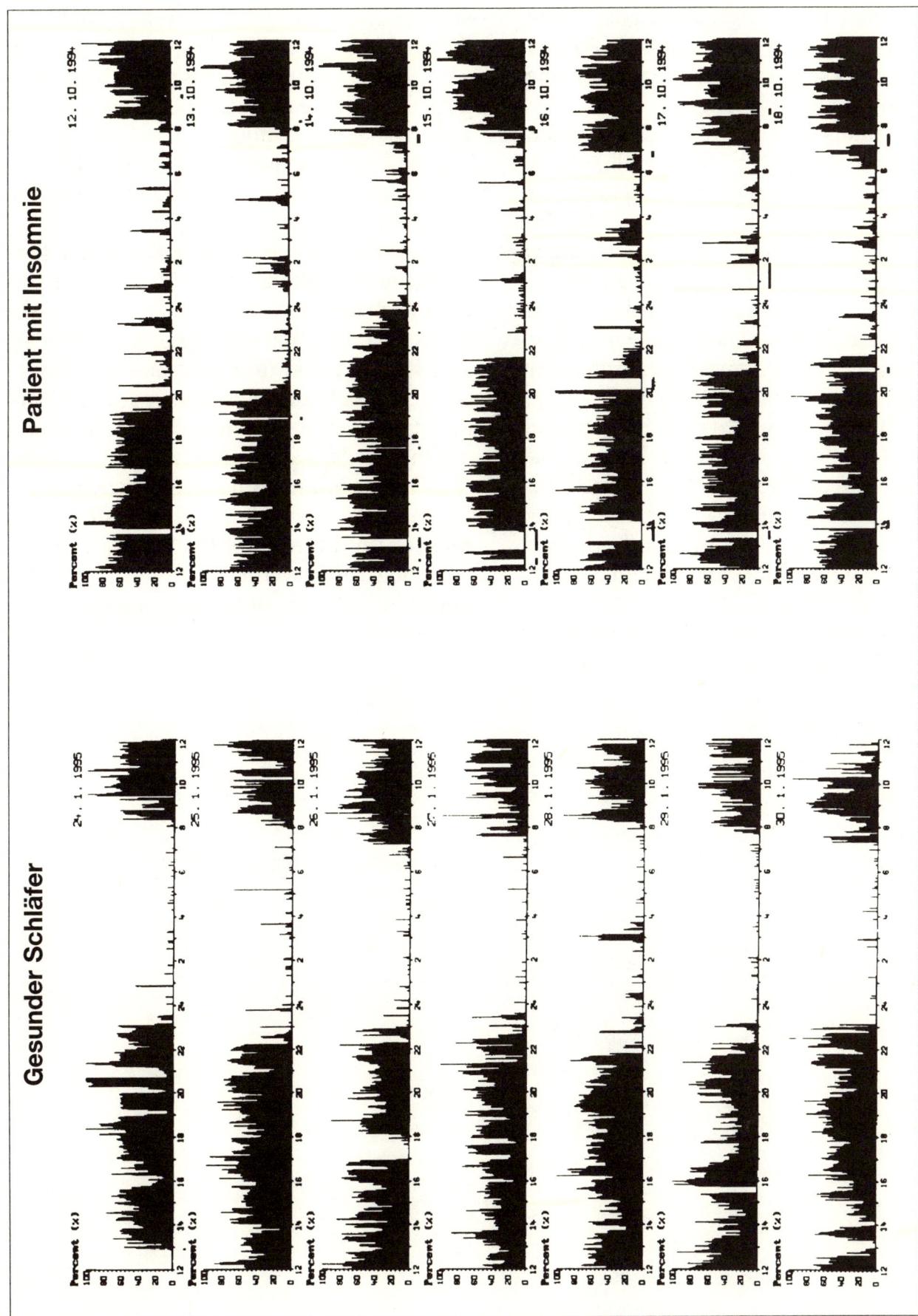

Abb. 4. Aktometrie eines gesunden Probanden (links) und eines primär schlafgestörten Patienten (rechts).

Abbildung 4 zeigt vergleichend das Ruhe-Aktivitäts-Verhalten eines gesunden Probanden und eines schlafgestörten Patienten über einen Zeitraum von 7 Tagen.

Deutlich erkennbar wird, daß der gesunde Proband eine regelmäßige Schlaf-Wach-Rhythmik einhält und die Hauptaktivität während des Tages liegt, während die Zeit zwischen 23.30 und 7 Uhr kaum durch körperliche Aktivität charakterisiert ist, was den Schluß erlaubt, daß der Proband während dieser Zeit gut schläft. Der schlafgestörte Patient hingegen zeigt eine deutliche „Verwilderung" seines Schlaf-Wach-Rhythmus, mit einerseits häufigen Ruhepausen während des Tages, evtl. sogar kurzen Nikkerchen, und andererseits eine ausgedehnte Bettzeit während der Nacht, mit frühen Zubettgehzeiten (21 Uhr), und erhöhter körperlicher Aktivität in der Nacht als Indikator für gestörten Schlaf.

Die Aktometrie steht z. Zt. noch in der Erprobung, bisher vorliegende Ergebnisse sind jedoch vielversprechend. Mehrere Autoren (Hauri und Wisbey, 1992; Horne et al., 1994; Chambers, 1994) berichten über gute Ergebnisse der Aktometrie in der Diagnostik bei Insomnien.

Tabelle 5 faßt die zentralen Aspekte der Anamnese und Differentialdiagnose von Insomnien zusammen.

Unter Berücksichtigung der oben genannten Aspekte sollte es in der Regel gelingen, organisch bzw. psychiatrisch relevante Faktoren für die Schlafstörung eines Patienten zu identifizieren und dann auch entsprechend zu behandeln. Ebenso sollten Verdachtsmomente für eine schlafspezifische organische Ursache erfaßt werden können. Die Diagnose einer primären/psychophysiologischen Insomnie kann dann gestellt werden, wenn die in Tabelle 1 aufgeführten Kriterien erfüllt werden und eine organisch/psychiatrische Verursachung ausgeschlossen werden kann.

3. Ein Modell zur Genese primärer/psychophysiologischer Insomnien

D. Riemann, J. Backhaus, E. Schramm, F. Hohagen

Von vielen Autoren wurden in der Vergangenheit Konzepte zur Erklärung der Entstehung und Aufrechterhaltung primärer/psychophysiologischer Insomnien vorgestellt. Morin (1993) hat ein Modell formuliert, das gängige Vorstellungen integriert und das an dieser Stelle vorgestellt werden soll (s. Abb. 5).

In diesem Modell wird Insomnie als Folge bzw. in Interaktion stehend mit vier verschiedenen Problembereiche interpretiert:

1. „Hyper"arousal

Hierbei handelt es sich um den zentralen Faktor der Insomnie. Arousal, d. h. Angespannt-

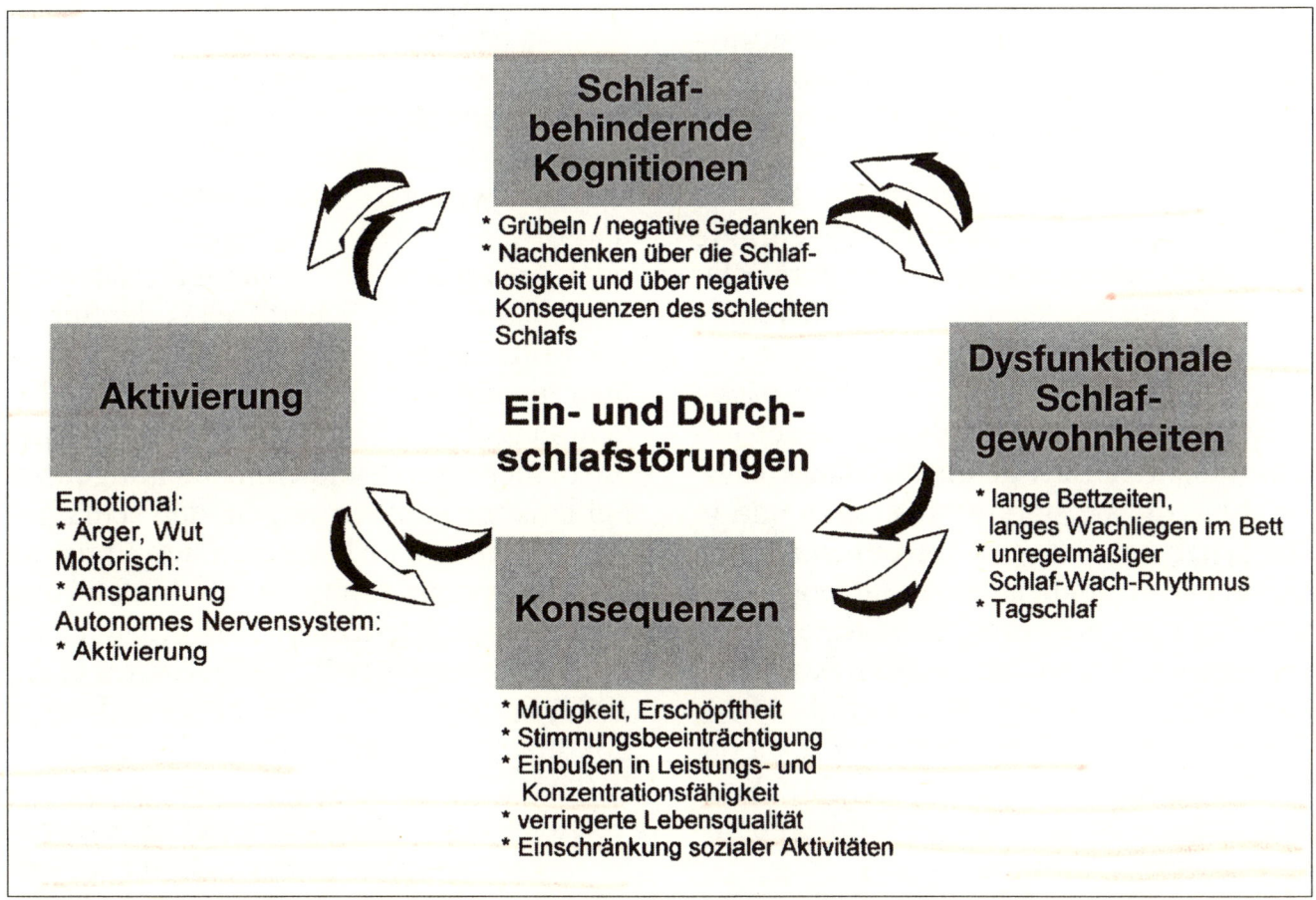

Abb. 5. Ein Modell zur Genese und Aufrechterhaltung primärer Insomnien (nach Morin, 1993)

heit bzw. Erregtheit, ist inkompatibel mit Schlaf und Entspannung und deswegen oft der entscheidende Faktor, der zu Beeinträchtigungen des Schlafs führt. Arousal, d. h. erhöhte Angespanntheit, kann auf emotionaler, kognitiver sowie physiologischer Ebene gleichzeitig oder nur auf einer dieser Ebenen bestehen. Initial auslösend für erhöhtes Arousal sind oft belastende Lebensereignisse (s. z. B. Graßhoff et al., 1991; Schindler et al., 1984, 1988), auf die Schlafgestörte aufgrund ihrer eigenen Persönlichkeitscharakteristika, wie Neigung zur Ängstlichkeit, Depressivität und Zwanghaftigkeit (Coursey et al., 1975; Engel und Engel-Sittenfeld, 1980; Hauri und Fischer, 1986; Kales et al., 1983) mit erhöhter Anspannung reagieren. Belegt werden konnte diese Hypothese durch psychophysiologische Untersuchungen an Insomniepatienten, bei denen erhöhte Körpertemperatur sowie gesteigerte Noradrenalin- und Cortisolausschüttung und erhöhte EMG-Aktivität nachgewiesen werden konnte (Adam et al., 1986; Freedman und Sattler, 1982).

Auf kognitiver Ebene findet man bei vielen Insomniepatienten eine ausgeprägte Hyperaktivität vor allem während der Nachtzeit, d. h. den Patienten gelingt es nicht, „abzuschalten", und sie schildern, daß insbesondere vor dem Einschlafen wie auch bei nächtlichen Wachperioden immer wieder bestimmte, oft negativ getönte Gedanken auftauchen, die sie stark beschäftigen und in Anspruch nehmen. Die Gedanken können sich entweder auf belastende und möglicherweise nur unzureichend bewältigte Tagesereignisse oder aber auch auf den Schlafvorgang selbst beziehen (Kales et al., 1984; Sanavio, 1988). Häufig ist die Angst vor der Schlaflosigkeit und damit verbundenen Konsequenzen zum ausschlaggebenden kognitiven Faktor geworden.

Auf emotionaler Ebene zeigen sich häufig erhöhte Ängstlichkeit, aber auch Ärger und Wut über das Nichteinschlafenkönnen, was wiederum über negative Rückkoppelungsmechanismen zu erhöhter kognitiver und physiologischer Anspannung führt.

2. Schlafbehindernde Kognitionen

Bei vielen schlafgestörten Patienten finden sich dysfunktionale und schlafinkompatible Kognitionen, wie etwa die Sorge über den verlorenen Schlaf, Grübeleien über die Konsequenzen der Schlaflosigkeit sowie unrealistische Erwartungen im Hinblick auf das eigene Schlafverhalten. Schlafgestörte Patienten beschäftigen sich vorwiegend während des Schlafengehens mit ihrem Schlaf, fokusieren auf diesen Bereich und können sich häufig deswegen nicht entspannen. Überhöhte Selbstbeobachtung, sich unter Druck setzen, einzuschlafen und die Antizipation negativer Konsequenzen der Schlaflosigkeit bedingen wiederum eine Erhöhung des Anspannungsniveaus (s. z. B. Watts et al., 1994). Dadurch vergrößert sich die Diskrepanz zwischen subjektiv erlebtem Schlaf und oftmals unrealistischen Erwartungen oder Ansichten, wie etwa „jeder Mensch braucht 8 Stunden Schlaf" oder „der Schlaf vor Mitternacht ist am gesündesten". Darüber hinaus entsteht häufig eine Fehlwahrnehmung des Schlafzustandes (sleep state misperception). Viele Untersuchungen im Schlaflabor konnten zeigen, daß schlafgestörte Patienten im Vergleich zum Ergebnis der Polysomnographie ihre Schlafstörung deutlich überschätzen (s. z. B. Adam et al., 1986; Carskadon et al., 1976; Coates et al., 1982; Frankel et al., 1976). Ebenso konnte dokumentiert werden, daß schlafgestörte Patienten bei Erwecken aus dem Schlaf im Vergleich zu Gesunden trotz elektroenzephalographisch objektiviertem Schlaf häufiger schildern, wach gewesen zu sein (Borkovec et al. 1981). Schlafgestörte Patienten scheinen das Einschlafen auch anders als Gesunde zu erleben (Hauri & Olmstead, 1983). Hier spricht man von kognitiver Fehlverarbeitung des Schlafzustandes und zwar insbesondere während der leichteren Schlafstadien. Bedingt durch die dem Einschlafen vorhergehende dysfunktionale kognitive Verarbeitung, wie beispielsweise die Fokusierung auf den Schlaf, können anscheinend die leichten Schlafstadien von Schlafgestörten subjektiv als Wachsein oder geistige Aktivität erlebt werden. Möglicherweise liegt bei einigen schlafgestörten Patienten auch eine erhöhte kognitive Aktivität während des Schlafzustandes vor, die dazu führt, daß der Schlaf als Wachsein erlebt wird oder daß kurze Wachperioden in ihrer Länge deutlich überschätzt werden.

3. Ungünstige Schlafgewohnheiten

Im Verlauf der Entstehung und Verfestigung einer Schlafstörung entwickeln viele schlafgestörte Patienten Gewohnheiten, die sie selbst für schlafförderlich halten, die jedoch den Schlaf auf Dauer negativ beeinflussen. Dazu gehören ausgedehnte Bettzeiten, zu frühes Zubettgehen, unregelmäßige Schlaf-Wach-Rhythmik, Tagschlaf sowie das Ausführen schlafinkompatibler Aktivitäten im Bett, wie etwa Fernsehen, Lesen oder Arbeiten.

Die Mehrzahl chronisch schlafgestörter Patienten tendiert zu verlängerten Bettzeiten und der Wahl eines frühen Zeitpunktes des Zubettgehens. Das Zubettgehen erfolgt bei Insomniepatienten oftmals nach der Uhr (z. B. 21:30 Uhr) und nicht nach dem Gefühl der Müdigkeit. Dies gilt insbesondere für ältere Patienten. Diese Strategie entspringt der Annahme, daß eine Verlängerung der Bettzeit automatisch zu einer Erhöhung der Wahrscheinlichkeit, mehr Schlaf zu bekommen, führt. In der Regel ist dies jedoch nicht der Fall: Eine Verlängerung der Bettzeit führt eher dazu, daß der Schlaf auf Dauer als noch fraktionierter und unterbrochener erlebt wird, insbesondere dann, wenn der Anspruch erhoben wird, daß man eigentlich die gesamte im Bett verbrachte Zeit schlafen müsse. Die Diskrepanz zwischen subjektiv erlebtem Schlaf und verlängerter Bettzeit kann das Gefühl einer Schlafstörung noch deutlich verstärken.

Eine unregelmäßige Schlaf-Wach-Rhythmik mit z. B. verlängerten Schlafzeiten am Morgen, am Wochenende bzw. dann, wenn nicht gearbeitet wird oder auch das Einlegen von Tagschlafepisoden, um verlorenen Nachtschlaf aufzuholen, ist ebenfalls eine Strategie, die von vielen schlafgestörten Patienten praktiziert wird. Diese Strategie ist jedoch auf Dauer gesehen ebensowenig hilfreich, denn dadurch kommt es zu einer Schwächung nicht nur der Schlaf-Wach-Rhythmik, sondern auch anderer biologischer Rhythmen, wie etwa Körpertemperatur, Hormonausschüttung etc. und damit zu einem Kreislauf, der evtl. unabhängig von den initial auslösenden Faktoren für die Schlafstörung weiter zur Perpetuierung der Insomnie beiträgt.

Durch lange Bettzeiten und damit vermehrter „Wach"-Zeit im Bett, kann dieses schließlich seine Stimulusqualität für das Einschlafen verlieren.

4. Konsequenzen der Insomnie

Als Konsequenzen ihrer Schlafstörungen erleben die Patienten Beeinträchtigungen der Stimmung mit erhöhter Ängstlichkeit und Depressivität, Müdigkeit sowie Einschränkungen der Leistungs- und Konzentrationsfähigkeit.

Stimmungsbeeinträchtigungen, wie etwa erhöhte Depressivität als Folge von Schlaflosigkeit, können darauf zurückzuführen sein, daß die Patienten das Gefühl der Kontrolle über ihren Schlaf verloren haben, weil von ihnen unternommene Anstrengungen, den Schlaf wieder herbeizuführen, frustran verlaufen. Daraus resultiert ein Gefühl der Hilflosigkeit und Verzweiflung sowie Annahmen darüber, diesen Zustand auf Dauer nicht ertragen zu können. Reaktionen der Umwelt auf die Schlaflosigkeit, die häufig nicht von großem Verständnis charakterisiert sind, sowie frustane Arztbesuche, die sehr schnell in der Rezeptierung eines Hypnotikums resultieren, verstärken das Gefühl der Hilflosigkeit und des Nichtverstandenwerdens.

Erhöhte Tagesmüdigkeit bzw. eingeschränkte Konzentrations- und Leistungsfähigkeit kann auf der einen Seite aus dem Schlafverlust resultieren, andererseits kann es sich auch um eine Überbewertung eigentlich noch norm- und altersgerechter Vigilanz- und Leistungsschwankungen handeln, die fälschlicherweise auf Insomnie attribuiert werden. Untersuchungen zur Tagesmüdigkeit bei Insomniepatienten konnten zeigen, daß diese in der Regel tagsüber in ihrer Einschlafneigung deutlich hinter Gesunden und Hypersomniepatienten zurückbleiben. Ebenso sind Hinweise für eine objektivierbare Leistungs- und Konzentrationsfähigkeitseinschränkung bei Insomniepatienten bisher kaum erfolgt. Möglicherweise ist es plausibel, anzunehmen, daß im Verlauf einer chronischen Schlafstörung es dazu kommt, daß im Sinne eines „Halo"-Effekts viele vollkommen davon unabhängige Einschränkungen bzw. Gesundheitsbeeinträchtigungen kausal auf die Schlafstörung attribuiert werden, ohne damit kausal verbunden zu sein.

Als Konsequenz der Insomnie neigt eine Teilgruppe schlafgestörter Patienten dazu, Aktivitäten einzustellen, die ihrer Meinung nach den Schlaf negativ beeinträchtigen können. Dazu gehört die Reduktion sozialer Aktivitäten am späten Nachmittag oder am Abend bis hin zu starkem sozialen Rückzug. Auf Dauer führt diese Strategie zu einer Einschränkung der Lebensqualität schlafgestörter Patienten, da z. B. Hobbies oder auch sportliche Aktivitäten, die z. B. im Verein primär nach der Arbeitstätigkeit ausgeführt werden, reduziert oder aufgegeben werden.

> Häufig können nicht alle der oben genannten Faktoren bei einem schlafgestörten Patienten simultan festgemacht werden. Zusammenfassend ist jedoch davon auszugehen, daß in der Regel eine bzw. mehrere der Komponenten aus dem von Morin vorgeschlagenen Modell bei fast jedem Patienten mit einer primären/psychophysiologischen Insomnie eine Rolle spielen. Durch eine genaue horizontale und vertikale Verhaltensanalyse kann geprüft werden, inwiefern beim individuellen Patienten die unterschiedlichen Faktoren eine Rolle bei Aufrechterhaltung und Entstehung der Insomnie spielen.

4. Stand der Therapieforschung

J. Backhaus, D. Riemann

Basierend auf unterschiedlichen Annahmen über Ätiologie und Aufrechterhaltung von Schlafstörungen wurden verschiedene psychotherapeutische Verfahren eingesetzt und in ihrer Wirksamkeit überprüft. Hierzu gehören insbesondere Entspannungsverfahren, Stimuluskontrolle, Vermittlung von Informationen über Schlaf und Schlafhygiene, Schlafrestriktion und kognitive Methoden wie Paradoxe Intention, Gedankenstopp und kognitives Umstrukturieren.

Während zunächst einzelne Verfahren in ihrer Wirksamkeit untersucht bzw. miteinander verglichen wurden, zeigt sich seit einiger Zeit die Tendenz, verschiedene Verfahren zu kombinieren, um den häufig bei Patienten zu beobachtenden vielfältigen aufrechterhaltenden Faktoren auch auf therapeutischer Seite Rechnung zu tragen.

Im folgenden soll ein kurzer Überblick über Studien zur Wirksamkeit der Therapieverfahren gegeben werden, welche in unserem Therapiekonzept integriert sind.

Entspannungstraining

Für die Wirksamkeit der Progressiven Muskelentspannung liegen zahlreiche Nachweise vor. Borkovec (1982) analysierte 17 kontrollierte Studien, in denen Progressive Muskelentspannung zur Therapie von Insomnien, insbesondere von Einschlafstörungen, eingesetzt wurde. Im Mittel lag die Reduktion der Einschlafzeit in diesen kontrollierten Studien bei 45 %. Lichstein und Fischer (1985) errechneten eine mittlere Reduktion der Einschlafdauer von 43 % über 24 kontrollierte Studien. Auch Lacks und Morin (1992) fanden 28 % Reduktion der Einschlafzeit bzw. des nächtlichen Wachliegens nach der Therapie, 43 % in der Kurzzeit- und 37 % in der Langzeitkatamnese.

Während die Wirksamkeit der Progressiven Muskelentspannung gut belegt wurde, konnte der ursprünglich angenommene Wirkfaktor – die Reduktion erhöhter körperlicher Anspannung – in den meisten Studien nicht bestätigt werden (Borkovec und Fowles 1973, Borkovec und Weerts 1976, Lick und Heffler 1977). Good (1975) fand keinen Zusammenhang zwischen der muskulären Anspannung und der Einschlaflatenz und vermutete den Wirkfaktor der Muskelentspannung eher im Durchbrechen von Grübelkreisläufen der schlafgestörten Patienten beim Einschlafen. Woolfolk und McNulty (1983) verglichen die Wirksamkeit der körperlichen mit der gedanklichen Entspannung: für die Einschlaflatenz zeigte sich ein Trend, für die Aufwachfrequenz eine signifikante Überlegenheit der gedanklichen Entspannung.

Lichstein und Fischer (1985) untersuchten 4 Studien zu gedanklicher Entspannung und errechneten eine durchschnittliche Besserungsrate bei der Einschlaflatenz von 52 %. Morin (1993) errechnete in seiner

Metaanalyse auf der Basis von 9 Studien eine Besserungsrate der Einschlaflatenz von 44 % und eine Effektstärke von 1.2; damit erwies sich die gedankliche Entspannung in der Behandlung von Einschlafstörungen in dieser Metaanalyse als das effektivste Verfahren. Für die Wachliegedauer lag die errechnete Effektstärke (über 2 Studien) jedoch nur bei 0.28.

Vermittlung von Informationen über Schlaf und Schlafhygiene

Die Vermittlung von Informationen über den Schlaf, über Veränderungen des Schlafs im Lebenslauf sowie über schlafbegünstigende bzw. -beeinträchtigende Verhaltensweisen gehört zur Beratung von Schlafgestörten (Hauri 1991, Sloan et al. 1993). Viele Patienten mit Insomnie verfügen – wie sich in einer Studie von Lacks und Rotert (1986) herausstellte – über signifikant mehr Wissen bzgl. schlafhygienischer Regeln, wenden diese Regeln aber weniger häufig an als die Nichtschlafgestörten.

Inwieweit die Empfehlung schlafhygienischer Regeln allein ohne weitere Therapiemaßnahmen wirksam ist, wurde in einer Studie von Schoicket, Bertelson und Lacks (1988) untersucht. Sie fanden eine signifikante Abnahme der Aufwachfrequenz und der Wachliegedauer; allerdings waren die Teilnehmer in dieser Therapiebedingung weit weniger mit der Therapie zufrieden als Teilnehmer, die eine Therapie zur gedanklichen Entspannung oder eine Stimuluskontrolltherapie erhalten hatten.

Morin (1993) gibt in seiner Metaanalyse für die Effektivität der schlafhygienischen Beratung zur Behandlung von Einschlafstörungen eine Effektstärke von 0.71 (auf der Grundlage von 2 Studien) an.

Stimuluskontrolle

Bei der Stimuluskontrolle (Bootzin 1972, 1980) werden dem Patienten Regeln an die Hand gegeben, mit denen der Schlaf-Wach-Rhythmus strukturiert sowie die Koppelung zwischen Bett und Schlaf wieder gefestigt werden soll:
– Nur bei ausgeprägter Müdigkeit zu Bett gehen
– Im Bett nicht lesen, fernsehen, radiohören o. ä. Aktivitäten ausführen (ausgenommen sexuelle Aktivität)
– Nicht lange Wachliegen im Bett; bei längerer Einschlaflatenz oder nächtlichen Wachphasen wieder aufstehen und erst bei Müdigkeit zurück ins Bett gehen
– Morgens immer zur selben Zeit aufstehen, unabhängig von der Dauer des Nachtschlafs
– Nicht am Tag schlafen

Bootzin (1972, Bootzin und Nicassio 1978) geht von einem Lernvorgang bei der Entstehung und der Aufrechterhaltung einer Schlafstörung aus, bei dem das Bett seinen Hinweischarakter für das Schlafen verliert. Die Schlafumgebung (Schlafzimmer, Bett) stellt hiernach normalerweise einen diskriminativen Hinweisreiz für Schlaf dar. Wenn jemand aber häufig in dieser Umgebung andere Aktivitäten ausführt wie Essen, Fernsehen, Grübeln, Akten bearbeiten usw., kann die Schlafumgebung auch zum Hinweisreiz für die genannten Aktivitäten werden. In der Therapie soll die Hinweisfunktion des Bettes für den Schlaf wiederhergestellt werden durch den Wegfall anderer Aktivitäten außer Schlaf oder Sexualität im Bett. Ein zweiter Wirkmechanismus liegt in der Strukturierung des Schlaf-Wach-Rhythmus: durch die o. g. Regeln zur Schlaf-Wach-Rhythmus-Strukturierung wird eine ausreichend lange Wachphase am Tag gewährleistet, so daß der Schlaf in der Nacht wieder wahrscheinlicher wird.

Die Stimuluskontrolle ist neben der Progressiven Muskelentspannung die am häufigsten untersuchte nichtmedikamentöse Therapie bei Insomnie. Die meisten Studien untersuchten die Wirksamkeit der Stimuluskontrolle bei Einschlafstörungen. Lichstein und Fischer (1985) errechneten bei 13 kontrollierten Studien eine durchschnittliche Besserung der Einschlaflatenz von 58 %. Morin (1993) gibt in seiner Metaanalyse eine durchschnittliche Effektstärke von 0.81 (15 Studien) an. Aber auch zur Therapie von Durchschlafstörungen und frühmorgendlichem Erwachen wurde die Stimuluskontrolle erfolgreich eingesetzt. Die Effektstärke (gerechnet über 5 Studien) betrug hierbei 0.70 (Morin 1993).

Ebenso wie die Progressive Muskelrelaxation stellt die Stimuluskontrolle also ein effektives Verfahren zur Behandlung von Insomnien dar. Auch bei der Stimuluskontrolle sind die eigentlichen Wirkfaktoren umstritten. Haynes, Follingstad und McGowan (1974) verglichen die Ausübung schlafinkompatibler Verhaltensweisen im Bett bei 76 schlafgestörten und 208 nicht-schlafgestörten Studenten. Es ließen sich keine signifikanten Unterschiede finden. Dieses Ergebnis bestätigte sich in einer weiteren Studie (Haynes et al. 1982). Auch in einer Studie von Schindler, Hohenberger und Müller (1984) berichteten die guten Schläfer (N = 73) über mehr schlafinkompatible Verhaltensweisen als die schlechten Schläfer (N = 85).

Wird die gegenteilige Instruktion zur Stimuluskontrolle gegeben, d. h. die Empfehlung, bei Wachzeiten im Bett bestimmte Aktivitäten wie fernsehen oder lesen auszuführen, führt dies ebenfalls zu einer Verbesserung des Ein- und Durchschlafens (Zwart und Lisman 1979, Davies et al. 1986). Möglicherweise wirkt auch die Stimuluskontrolle bzw. die gegenteilige Instruktion über das Durchbrechen von Grübelkreisläufen im Bett, die für die Patienten sehr frustrierend sind.

Kognitive Therapie

Kognitive Therapieelemente wie Gedankenstopp und kognitives Umstrukturieren wurden bislang überwiegend in Kombination mit anderen Therapiemaßnahmen wie Entspannungstraining oder Stimuluskontrolle untersucht. In der Metaanalyse von Morin (1993) erwies sich die gedankliche Entspannung als das effektivste Verfahren zur Behandlung von Einschlafstörungen mit einer Effektstärke von 1.2, während für die Durchschlafstörungen die Multikomponentenprogramme die höchste mittlere Effektstärke (0.98) aufwiesen.

Da die meisten schlaffördernden Maßnahmen wie Entspannungstraining und Stimuluskontrolle wahrscheinlich auch über kognitive Veränderungen, z. B. durch das Unterbrechen von Grübel- und Ärgerkreisläufen im Bett, wirken, ist es sinnvoll, auch *direkt kognitive Methoden* in ein Therapiekonzept zur Behandlung von Insomnien zu integrieren.

Kombinierte Therapieprogramme

Die kombinierten Therapieprogramme lassen sich unterteilen in direkt schlafbezogene Programme und Therapieansätze, die explizit das Tagesgeschehen als notwendigen therapeutischen Ansatzpunkt einbeziehen.

Direkt schlafbezogene kombinierte Therapieprogramme wurden z. B. von Mitchel (1979) und Sanavio et al. (1990) untersucht. Therapieprogramme, die das Tagesgeschehen als therapeutischen Ansatzpunkt einbeziehen, wurden z. B. von Thoresen et al. (1980), Coates und Thoresen (1981), Hohenberger und Schindler (1984), Davies (1989),

Scharfenstein und Basler (1991), Paterok und Weglage (1993) sowie von unserer Arbeitsgruppe (Backhaus et al. 1994, Schramm et al. 1995) untersucht.

Morin (1993) ermittelte für die kombinierten Therapieprogramme die höchsten Effektstärken sowohl für die Einschlaflatenz (Effektstärke 1.05) als auch für die nächtliche Wachliegedauer (Effektstärke 0.92).

5. Ein kognitiv-verhaltenstherapeutisches Kurzzeitkonzept zur Behandlung von psychophysiologischen Insomnien: Beschreibung der Therapieelemente

J. Backhaus, D. Riemann

Die verschiedenen aufrechterhaltenden Faktoren für eine psychophysiologische Insomnie bieten die Ansatzpunkte für die Therapie. Das Therapieprogramm setzt an den verschiedenen, in Kapitel 3 aufgeführten aufrechterhaltenden Bedingungen an.

Die Therapie erstreckt sich über sechs wöchentliche Sitzungen von 90 minütiger Dauer und gliedert sich folgendermaßen:

Faktoren, die eine Schlafstörung aufrechterhalten können:	Maßnahmen zur Behebung der Schlafstörung:
Körperliche Anspannung	Muskelentspannung
Geistige Anspannung	Ruhebild, Phantasiereisen, angenehme Gedanken
Ungünstige Schlafgewohnheiten	Regeln für einen gesunden Schlaf
Schlafbehindernde Gedanken, negative Erwartungen zum Schlaf, Befürchtungen negativer Konsequenzen aufgrund der Schlafstörung	1. Präventive Techniken: Gedankenstuhl: – Tagebuchstunde, – systematisches Problemlösen 2. Ablenkungs-Techniken: Gedankenstopp und ersetzen des Grübelns durch angenehmes wie Entspannungstraining, Ruhebild, Phantasiereisen 3. Überprüfen und Verändern der negativen Gedanken und Erwartungen zum Schlaf und zur Schlaflosigkeit: Ersetzen negativer Gedanken und Erwartungen zum Schlaf durch schlaffördernde Gedanken

> **Kognitiv-verhaltenstherapeutisches Kurzzeitprogramm zur Behandlung psychophysiologischer Insomnien**
>
> **Entspannung I**
> Körperliche Entspannung: Progressive Muskelentspannung
>
> **Entspannung II**
> Gedankliche Entspannung: Ruhebild, Phantasiereisen
>
> **Regeln für einen gesunden Schlaf**
> Informationen zu Schlaf und Schlafstörungen, Schlaf-Wach-Rhythmus-Strukturierung, Stimuluskontrolle, Schlafhygiene
>
> **Kognitive Kontrolle I**
> Erkennen kognitiver Teufelskreise und Sich-selbst-erfüllende-Prophezeiungen
> Umgang mit schlafbehindernden Gedanken und Erwartungen: Gedankenstuhl, Gedankenstopp
>
> **Kognitive Kontrolle II**
> Kognitives Umstrukturieren dysfunktionaler Gedanken
>
> **Abschlußsitzung**
> Zusammenfassende Analyse aufrechterhaltender Bedingungen und entsprechender Gegenmaßnahmen
> Prävention: Umgang mit zukünftigen Phasen von Schlaflosigkeit

Das Therapieprogramm kann sowohl als Einzel- als auch als Gruppentherapie durchgeführt werden, jedoch sprechen nicht nur ökonomische Aspekte für die Durchführung in Gruppen: Patienten mit Schlafstörungen machen in der Gruppe die Erfahrung, nicht alleine mit ihrem Problem zu sein. Viele Patienten berichten, daß sie bei Angehörigen und Freunden mit ihrer Schlafstörung häufig auf Unverständnis stoßen und in der Gruppe zum ersten Mal offen mit anderen darüber reden können. Die Therapiemaßnahmen erfordern eine hohe Motivation des Patienten und die Bereitschaft, Verhaltensweisen zu verändern. Erfolgreiche Gruppenmitglieder wirken auf die übrigen Teilnehmer häufig sehr motivierend und demonstrieren, daß auch anstrengende Therapiemaßnahmen wie z. B. die Stimuluskontrolle erfolgreich umgesetzt werden können.

Eine Gruppengröße von 4–6 Teilnehmern hat sich in unseren Therapien bewährt. Die Teilnehmer erhalten zu Beginn der Therapie den Patientenband 'Schlafstörungen bewältigen. Informationen und Anleitung zur Selbsthilfe' ausgehändigt und sollen die Inhalte der jeweiligen Sitzung von Woche zu Woche als Hausarbeit durcharbeiten. Aufgrund der Kürze und des ausgeprägten Selbstmanagement-Charakters der Therapie bildet der Patientenband eine wichtige Hilfestellung für die Patienten. Zudem eignet sich der Patientenband auch nach der Therapie zur späteren Auffrischung der Inhalte.

Das Therapieprogramm ist konzipiert für Patienten mit primärer/psychophysiologischer Insomnie. Da Schlafstörungen jedoch häufig zu depressiven Verstimmungen und erhöhter Ängstlichkeit führen, kann man solchen Patienten zunächst die Kurzzeit-Gruppentherapie anbieten. Häufig bessern sich mit der Schlafstörung auch die depressiven Verstimmungen und die schlaf-

Die Therapiesitzungen haben folgende Struktur:

> **Tagesordnung:**
>
> kurzer Überblick über die Inhalte der Sitzung
>
> **Blitzlicht:**
>
> jeder Patient berichtet über die vergangene Woche (Schlaf, Tagesbefinden, Besonderes)
>
> **Hausaufgaben:**
>
> jeder Patient berichtet über Erfahrungen, Erfolge und Schwierigkeiten mit den durchgeführten Aufgaben
>
> **Thema der Stunde**
>
> Hausaufgaben für die kommende Woche
>
> Ausblick auf die kommende Sitzung
>
> Abschluß der Therapiesitzung mit dem Entspannungstraining

bezogenen Ängste. Im Anschluß an die Gruppentherapie kann der Therapeut dann – im Sinne eines Stufenkonzeptes – entscheiden, ob und für welche Patienten eine weitergehende, individuelle Therapie sinnvoll und notwendig ist.

Bestandteile der Therapie sind das tägliche Führen eines Schlafprotokolls (s. Materialien; auch abgedruckt im Patientenband) und die wöchentlichen Hausaufgaben. Das tägliche Ausfüllen des Schlafprotokolls ist sehr wichtig zur Veränderung schlafbezogener Kognitionen: die Patienten haben oftmals eine sehr stabile, übergeneralisiert negative Sichtweise bzgl. ihres Schlafes. Sie nehmen nur noch wahr, wie schlecht und unerholsam ihr Schlaf ist und welche negativen Auswirkungen der schlechte Schlaf auf das Tagesgeschehen hat. Gute Nächte und Tage werden kaum noch registriert. Anhand des Schlafprotokolls, welches bei den meisten Patienten durchaus auch gute Nächte verzeichnet, kann diese generalisiert negative Sichtweise in einem ersten Schritt als zu allgemein von den Patienten wahrgenommen werden.

Durch das wöchentliche Besprechen der Schlaftagebücher lernen die Patienten, ihren Schlaf wieder differenzierter wahrzunehmen, d. h. zu registrieren, daß es zwischen schlechten Nächten auch gute oder mittelmäßige gibt. Weiterhin können von den Patienten angenommene Kausalitäten hinterfragt werden: z. B. läßt man sich die Tagesmüdigkeit und die Stimmung nach schlechten, mittelmäßigen und guten Nächten schildern. Hierbei entdecken die Patienten häufig, daß der Zusammenhang zwischen Schlaf und Tagesbefinden oftmals gar nicht so eng ist, wie sie global annehmen, sondern daß es ihnen nach schlechten Nächten durchaus tagsüber gut ging bzw. sie wenig müde waren und daß es auch nach einer guten oder mittelmäßigen Nacht tagsüber zu Verstimmung oder Müdigkeit kommen kann.

5.1 Informationssitzung

Vor Beginn der Therapie findet in der Gruppe eine Informationssitzung statt. In dieser Sitzung stellt sich der Therapeut vor und informiert die Patienten über Inhalte, Ziele und organisatorische Aspekte der Therapie wie Dauer, Zeit und Ort. Er weist darauf hin, daß die Therapie übungsbezogen ist und die Bereitschaft zur aktiven Umgestaltung bestimmter Verhaltensweisen voraussetzt. Die Patienten werden auf die Schweigepflicht des Therapeuten sowie die gegenseitige Schweigepflicht aufmerksam gemacht.

In der Informationssitzung soll der Umgang mit Schlafmedikamenten besprochen werden. Jeder Teilnehmer berichtet über seine Erfahrungen mit Schlafmedikamenten und seine jetzige Einnahmepraxis. In den Gruppen gibt es zumeist sowohl Patienten, die jahrelang Medikamente genommen haben, es dann aber geschafft haben, diese abzusetzen; Patienten, die aktuell noch Medikamente nehmen und Patienten, die noch nie Schlafmedikamente genommen haben. Die Patienten sollen über die Absetzinsomnie (Reboundinsomnie) aufgeklärt werden, da hierdurch womöglich der Medikamentenkonsum perpetuiert wird: zu Beginn der Einnahme eines Benzodiazepins bessert sich der Schlaf bei vielen Patienten spürbar, d. h. die Einschlaflatenz nimmt ab und die Schlafdauer zu. Dieser Medikamenteneffekt ist allerdings nicht allzu dauerhaft. Eine anhaltende Besserung ist nicht für einen Zeitraum von über 6 Wochen wissenschaftlich nachgewiesen; bei vielen Patienten tritt sogar noch unter der Medikation eine Verschlechterung des Schlafes ein (Hohagen und Berger 1989). Wird das Medikament abgesetzt, tritt bei jedem Zweiten eine Absetzinsomnie auf (Kales et al. 1983), d. h. die Schlafqualität ist nach dem Absetzen noch schlechter als zum Zeitpunkt des Beginns der Einnahme. Die Patienten wissen jedoch häufig nicht um diesen Effekt der Absetzinsomnie und interpretieren ihren schlechten Schlaf als Wiederkehr ihrer ursprünglichen Schlafstörung. Dies wiederum führt häufig zu erneutem Gebrauch des Schlafmittels und kann der Beginn einer jahrelangen Hypnotikaeinnahme werden. Die Langzeiteinnahme kann schließlich zu Toleranzsteigerungen und Abhängigkeit führen bei schlechter werdender Schlafqualität.

Hierzu können Abbildungen 6 und 7 mit den Teilnehmern besprochen werden.

Die Patienten sollen ermutigt werden, langfristig ohne Medikamente auszukommen, nicht aber – wenn sie regelmäßig über einen längeren Zeitraum schon ein oder mehrere Hypnotika einnehmen – diese plötzlich von einem Tag zum anderen abzusetzen. Die Patienten werden aufgefordert, das Absetzen von Medikamenten grundsätzlich mit ihrem

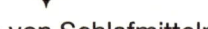

Abb. 6. Teufelskreis: Schlafstörungen und Schlafmitteleinnahme

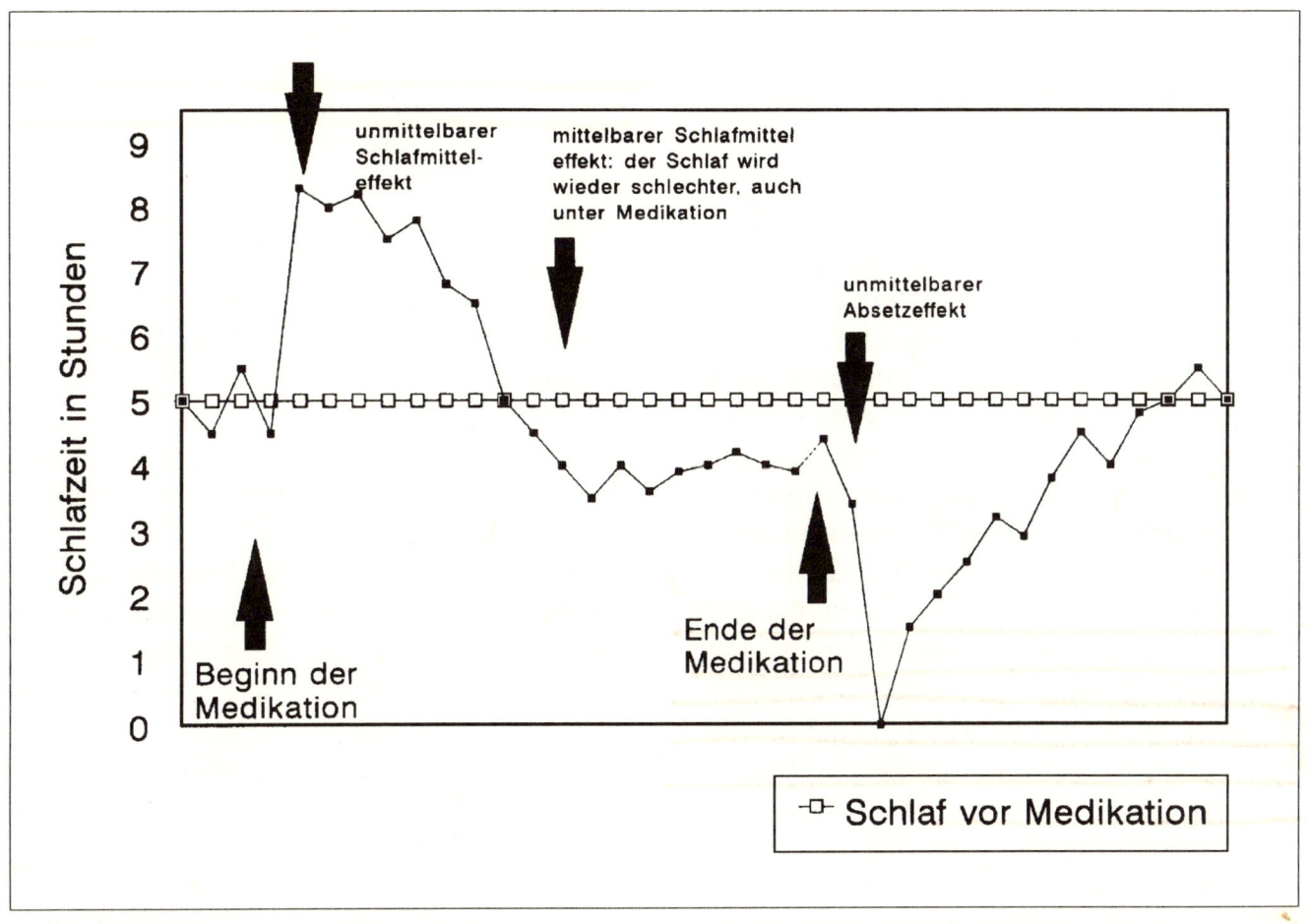

Abb. 7. Verlauf der Schlafdauer unter Schlafmitteleinnahme und nach Absetzen (modifiziert nach Hauri, 1982)

Hausarzt bzw. verschreibenden Arzt abzuklären und in der Therapie in jeder Sitzung mit dem Therapeuten zu besprechen. Die Medikamenteneinnahme sollte 'entideologisiert' werden, d. h. die Patienten sollen kein schlechtes Gewissen bei der Medikamenteneinnahme haben und dies nicht heimlich tun (s. hierzu auch S. 9 f). Sie sollen stattdessen über eine sinnvolle Einnahme bzw. über eine sinnvolle Strategie zum Absetzen informiert werden. Für Patienten, die über Jahre oder Jahrzehnte täglich Benzodiazepine einnehmen, ist ggf. ein stationärer Entzug notwendig. Der Therapeut sollte Adressen entsprechender Einrichtungen bereithalten.

Die Patienten bekommen ein Schlafprotokoll (s. Materialien in diesem Band sowie Patientenband), das über die gesamte Therapie abends und morgens ausgefüllt und in den Therapiesitzungen mit den Patienten besprochen wird. Es wird darauf hingewiesen, daß hierdurch das Muster der Schlafstörung und etwaige Zusammenhänge mit anderen Faktoren – wie Anspannung, Grübeln, Verstimmtheit u. a. – genauer analysiert werden und als Ansatzpunkte für die Therapie besser genutzt werden können. Das Führen des Schlafprotokolls ist somit Teil der Therapie und tägliche Hausaufgabe. Die Patienten sollen direkt am selben Tage mit dem Schlafprotokoll anfangen, so daß Baseline-Daten erhoben werden können.

Mit der Einführung des Schlafprotokolls ist eine wichtige Regel verbunden:

> **In der Nacht nicht auf den Wecker oder die Armbanduhr schauen!**

Die Teilnehmer sollen ihren Wecker herumdrehen, so daß sich das Zifferblatt nicht in ihrem Gesichtskreis befindet. Viele Patienten sind in der Nacht sehr auf ihre Uhr fixiert und prüfen, wie lange sie schon wach liegen, rechnen nach, wieviel Zeit sie noch zum schlafen haben und setzen sich selber stark unter Zeitdruck in der Nacht beim Einschlafen und bzgl. der Gesamtschlafdauer.

Durch die Regel, in der Nacht nicht auf die Uhr zu schauen, sollen Konditionierungen an eine bestimmte Aufwachzeit und Sich-selbst-erfüllende-Prophezeiungen durchbrochen werden und die Gelassenheit in der Nacht gefördert werden. Die Schlafzeiten wie Einschlafdauer, Wachliegedauer oder Gesamtschlafdauer, die im Schlafprotokoll erfragt werden, sollen von den Patienten nur ganz grob geschätzt werden.

5.2 Entspannungstechniken

Schlaf kann nicht willentlich erzwungen werden, im Gegenteil: die willentliche Anstrengung, möglichst schnell einzuschlafen, wirkt oftmals antagonistisch und gibt dem Patienten das Gefühl, daß im Bett jede Müdigkeit wieder verschwindet. Daher ist es ein entscheidendes Ziel der Therapie, den Patienten zu vermitteln, daß Entspannung und Gelassenheit den Schlaf fördern.

Um die körperliche Entspannungsfähigkeit zu trainieren, erlernen die Patienten die Progressive Muskelrelaxation nach Jacobson in einer stark verkürzten Version. Einzelne Muskelgruppen werden nacheinander kurz angespannt und wieder entspannt, wodurch ein tiefer Entspannungszustand erreicht werden kann. Durch das häufige Training der Entspannung wird der Patient zudem sensibler für auftretende Verspannungen, und ein frühzeitiges Gegensteuern mit der Entspannungsübung wird möglich.

Das Entspannungstraining zieht sich als zentrales Therapieelement durch die gesamte Therapie: die Progressive Muskelentspannung wird in der ersten Therapiesitzung eingeführt und am Ende jeder Therapiesitzung unter Anleitung des Therapeuten durchgeführt.

Im Anfang können die Entspannungsübungen mit Hilfe einer Cassette durchgeführt werden, die wir den Patienten zur Verfügung stellen. Wir ermutigen die Patienten jedoch, sobald sie die Übungen und die Reihen-folge beherrschen, sich auch ohne Cassette zu entspannen, um einerseits den eigenen Rhythmus zu finden und andererseits die Entspannung unabhängig von jedem Hilfsmittel auch in Alltagssituationen bei Bedarf einsetzen zu können. In den ersten drei bis vier Übungswochen darf das Entspannungstraining nicht im Bett geübt werden, um möglichen Mißerfolgen vorzubeugen. Erst wenn die Patienten das Entspannungstraining und das Ruhebild gut beherrschen, dürfen sie es im Bett als Einschlafhilfe anwenden.

Als Ergänzung zur Muskelentspannung hat sich die gedankliche Entspannung bewährt, da viele schlafgestörte Patienten berichten, im Bett von Gedanken nicht abschalten zu können, und über Probleme oder auch banale Dinge nachzudenken. Die Folge ist, daß sie immer wacher werden und nicht (ein-)schlafen können. Die Muskelentspannung wird daher ergänzt durch die gedankliche Entspannung mit einem angenehmen Vorstellungsbild (Ruhebild) und mit Phantasiereisen.

5.2.1 Erste Therapiesitzung: Muskelentspannung

- Tagesordnung
- Vorstellungsrunde
- Thema der Stunde: Muskelentspannung
- Hausaufgaben:
  - tägliches Üben der Muskelentspannung
  - Schlafprotokoll führen
  - Im Patientenband die Kapitel 'Einführung' bis 'Entspannung I: Muskelentspannung' durcharbeiten
- Ausblick
- Organisatorisches: Bereitstellen der Entspannungscassetten

Der Therapeut gibt zunächst einen kurzen Überblick über Sitzung. Er fordert dann die Patienten auf, sich vorzustellen und zu berichten, wann die Schlafstörung anfing, welche Auslöser sie hierfür vermuten und wie ihr Schlaf und die Tagesbefindlichkeit zur Zeit sind.

In einer zweiten Runde sollen die Teilnehmer anhand ihres Schlafprotokolls, das sie seit der Informationssitzung geführt haben, nachzählen, wieviel schlechte, mittelmäßige und gute Nächte sie in dieser Zeit hatten und jeweils eine der schlechten und der guten bzw. mittelmäßig bis ausreichenden Nächte anhand des Schlafprotokolls näher erläutern.

Oft ergeben sich aus der ersten allgemeinen Schilderung der Patienten und der zweiten konkreten Schilderung anhand des Tagebuchs schon Unterschiede zugunsten doch vorkommender guter Nächte. Der Therapeut sollte gute Nächte unter vielen schlechten Nächten hervorheben, um somit eine differenziertere Wahrnehmung der Patienten anzuregen.

Anschließend geht der Therapeut zum Thema der Sitzung über: er erklärt die Zusammenhänge zwischen Entspannung und Schlaf und läßt die Patienten berichten, was sie tun, wenn sie sich entspannen möchten (z. B. tanzen, joggen, spazierengehen, lesen, fernsehen, ein heißes Bad nehmen etc.), bzw. welche Vorerfahrungen sie mit der Muskelentspannung oder anderen Entspannungsverfahren wie Autogenes Training, Yoga o. ä. haben.

Der Therapeut führt dann die Muskelentspannung als eine *systematische* Form der Entspannung ein, die – nach entsprechender Übung – schnell und überall einsetzbar ist, ohne äußere Hilfsmittel auskommt und in der Regel keine Nebenwirkungen hat. Es wird darauf hingewiesen, daß die Muskelentspannung in der Regel leicht zu erlernen ist, daß allerdings regelmäßiges, tägliches Üben für das Erlernen notwendig ist. Die Abhängigkeit des Erfolges vom Üben kann mit einem Beispiel aus einem anderen Bereich, etwa dem Erlernen des Autofahrens, erläutert werden. Man kann darauf hinweisen, daß Menschen unterschiedlich schnell lernen, daß aber in der Regel jeder die Muskelentspannung erlernen kann.

Die Patienten sollen sich zur Entspannung bequem zurechtsetzen und können störende Gegenstände ablegen (z. B. Brillen) oder einengende Kleidungsstücke lockern (z. B. Gürtel, Krawatten). Das Grundprinzip der Entspannung wird erläutert:

Anspannen
↓
Spannung kurz halten
↓
längeres Entspannen

Anschließend geht der Therapeut mit den Patienten nacheinander alle Muskelgruppen durch und demonstriert, wie diese angespannt und entspannt werden. Wenn die einzelnen Übungen allen Teilnehmern klar sind, wird die Entspannungsübung gemeinsam durchgeführt. Bei der Übung werden die Augen zur besseren Konzentration und Entspannung geschlossen.

> **Entspannungsanleitung**
>
> Eine Anleitung zum Entspannungstraining findet sich im Anhang. Die Instruktion zum Ruhebild, die in der Entspannungsanleitung enthalten ist, wird erst ab der zweiten Sitzung, wenn das Ruhebild auch thematisch eingeführt worden ist, gegeben.

Im Anschluß an die Entspannungsübung bittet der Therapeut um Rückmeldungen der Patienten. Die Patienten werden gefragt, was sie bei der An- und Entspannung gespürt haben und ob es Schwierigkeiten gab oder Mißempfindungen vorhanden waren. Empfindungen von Wärme, Schwere oder Fließen sind Anzeichen von Entspannung.

Die Konzentration bereitet manchen Patienten Schwierigkeiten; sie berichten, daß sie nicht während der gesamten Übung konzentriert mitmachen konnten, bzw. sich immer wieder Gedanken über andere Dinge einschlichen. Hier reicht oft der Hinweis, daß dies ganz normal ist, wenn man gelegentlich gedanklich abschweift. Es sollte dann versucht werden, die Aufmerksamkeit wieder auf die Instruktionen zu lenken. Bei hartnäckigem Grübeln während der Entspannung helfen auch Vorstellungsbilder, wie die Gedanken in einen Koffer packen und vor die Tür stellen oder sich die Gedanken als Wolken vorzustellen, die vorüberziehen.

Der Therapeut weist darauf hin, daß eine tiefe Entspannung erst nach einiger Übungszeit erreicht werden kann. Mit den Patienten werden günstige Umstände, die für das Entspannungstraining geschaffen werden sollten, besprochen:

> **Ort:**
>
> möglichst ruhig zum ungestörten Üben. Soweit möglich, Störungsquellen ausschalten, z. B. Telefonstecker herausziehen, Zettel an die Türe hängen ('Bitte nicht stören'), Familienmitglieder informieren und um Verständnis bitten, damit man während der Entspannung nicht gestört wird.
>
> Die Übung kann im Sitzen oder Liegen durchgeführt werden. Als Sitzgelegenheit ist ein Sessel ideal, in dem der Kopf angelehnt und die Arme aufgelehnt werden können.
>
> In den ersten Wochen darf das Entspannungstraining keinesfalls im Bett vor dem Schlafen geübt werden, um Mißerfolge zu vermeiden. Erst wenn das Entspannungstraining gut beherrscht wird und sich der Patient gut entspannen kann, darf die Übung auch im Bett durchgeführt werden.
>
> **Häufigkeit und Zeitpunkt:**
>
> Mindestens 1x täglich Üben. Den Zeitpunkt der Übung so legen, daß kein Termindruck entsteht, sondern 20–30 Minuten am Tag ganz für die Entspannung da sind. Günstig ist es für viele Patienten, die Entspannungsübung zu einem bestimmten Zeitpunkt, z. B. immer am Morgen oder frühen Abend, in den Tagesablauf zu integrieren.

Die Entspannungscassetten werden verteilt. Als Hausarbeit sollen die Patienten täglich mindestens einmal das Entspannungstraining üben, dürfen dies aber nicht im Bett machen. Im Patientenband sollen die Kapitel 'Einführung' bis 'Entspannung I: Muskelentspannung' durchgearbeitet werden. Im Patientenband findet sich eine schriftliche Anleitung zum Entspannungstraining. Das Schlafprotokoll wird täglich weitergeführt. Der Therapeut weist nochmals auf die Regel hin, daß die Patienten in der Nacht nicht auf den Wecker oder eine andere Uhr schauen sollen und die einzutragenden Werte im Schlafprotokoll wie Einschlafzeit oder Wachliegedauer nur grob geschätzt werden sollen.

Anschließend gibt der Therapeut noch einen Ausblick auf die nächste Stunde, in der die körperliche Entspannung ergänzt wird durch die gedankliche Entspannung mit einem Ruhebild.

5.2.2 Zweite Therapiesitzung: Gedankliche Entspannung

- Tagesordnung
- Blitzlicht
- Besprechen der Hausaufgaben
- Thema der Stunde: Gedankliche Entspannung mit dem Ruhebild
- Hausaufgaben:
  - tägliches Üben der Entspannung mit Ruhebild
  - Schlafprotokoll führen
  - Im Patientenband das Kapitel 'Entspannung II: Gedankliche Entspannung' durcharbeiten
- Ausblick
- Entspannungstraining: Muskelentspannung mit Ruhebild

Nach einem Überblick über diese Sitzung sollen die Teilnehmer anhand ihres Schlafprotokolls über ihren Schlaf und das allgemeine Befinden in der vergangenen Woche berichten. Wieder kann der Therapeut die Teilnehmer auffordern, zwischen guten, mittelmäßigen und schlechten Nächten zu differenzieren und Unterschiede zur Woche davor erfragen. Die Patienten sollen durch diese Beurteilungen wieder zu einer differenzierteren Wahrnehmung ihres Schlafes hingeführt werden.

Anschließend werden die Teilnehmer gebeten, über ihre Erfahrungen, Erfolge und Schwierigkeiten mit der Muskelentspannung zu berichten. Teilnehmer, die regelmäßig geübt haben, sollten gelobt werden. Mit Teilnehmern, die nicht regelmäßig geübt haben, sollten die Hinderungsgründe besprochen werden: z. B. nochmal mit dem Patienten einen für ihn günstigen, festen Termin, an dem er nicht gestört wird, zum Üben finden, der fest in den Tagesablauf integriert wird. Werden keine oder negative Empfindungen berichtet, sollte darauf hingewiesen werden, daß die Entspannung erst gelernt werden muß, daß es durchaus sinnvoll ist, täglich weiterzuüben und daß sich Erfolge häufig erst nach einigen Übungswochen einstellen.

Einführung des Ruhebildes

Jeder Teilnehmer berichtet, welche Gedanken er beim Einschlafen bzw. beim nächtlichen Wachliegen hat. Es wird aufgezeigt, daß Gedanken die Stimmung und die Gefühle beeinflussen. Positive Gedanken führen zu Wohlbefinden, negative Gedanken zu Unbehagen und Anspannung.

Der Zusammenhang zwischen Gedanken und Gefühlen kann zunächst anhand eines Beispiels (nach Beck et al., 1979) verdeutlicht werden: Person A denkt bei einem Geräusch im Haus, es könne ein Einbrecher sein, Person B denkt, daß der Wind das Rollo bewegt. Während Person A wahrscheinlich ängstlich reagiert mit Herzklopfen und Anspannung, wird Person B gelassen bleiben.

Danach können die von den Patienten geäußerten Gedanken zu ihrem Schlaf und ihrer Schlafstörung auf ihre Auswirkungen hin gemeinsam analysiert werden. Beipiele hierzu (in Anlehnung an Morin 1993, vgl. auch Beck et al., 1979) zeigt Tabelle 6 auf:

Negative Gedanken führen zu negativen Gefühlen wie Ängstlichkeit, Ärger, Wut, Hilflosigkeit und Niedergeschlagenheit. Positive Gedanken führen zu angenehmen Gefühlen und Wohlbefinden.

Die Entspannung kann vertieft und das Wohlbefinden gesteigert werden, wenn man bewußt positive Vorstellungsbilder einsetzt. Ein solches angenehmes Vorstellungsbild ('positiv imagery', Lazarus 1993) oder Ruhebild soll die Muskelentspannung ergänzen. Jeder Teilnehmer soll sich ein solches angenehmes Bild überlegen.

Merkmale des Ruhebildes:

– es kann eine schöne Erinnerung sein, z. B. eine Urlaubsszene, es kann aber auch ein Phantasiebild sein
– es soll angenehm sein, Ruhe und Wohlbefinden ausstrahlen
– es soll keine anderen Personen enthalten
– es sollen keine hektischen, schnellen Aktivitäten vorgestellt werden

Die Teilnehmer sollen sich das Ruhebild möglichst konkret und in seinen Details vorstellen. Bei der Vorstellung ist es eine gute Hilfe, die einzelnen Sinne durchzugehen, d. h. zu überlegen, was gesehen, gehört, gerochen, gefühlt, geschmeckt wird und sich die Umstände der Situation wie z. B. Jahreszeit, Tageszeit, Wetter etc. zu vergegenwärtigen.

Die Patienten werden reihum gefragt, ob ihnen spontan ein angenehmes Bild einfällt. Der Therapeut läßt sich die Bilder der Teilnehmer nacheinander schildern und erfragt verschiedene Aspekte, so daß die Bilder immer konkreter werden. Wenn ein Patient z. B. eine Strandszene des lezten Urlaubs berichtet, kann der Therapeut nachfragen, wie der Himmel aussah, welche Farbe er hatte, ob Wolken zu sehen waren, wie die Farbe des Meeres und des Sandes war, ob starker oder schwacher Seegang war, was zu hören war (z. B. das Rauschen der Wellen) und zu fühlen (war es windig oder windstill, war es warm oder heiß etc.). Hierdurch wird ein Bild immer konkreter und detailreicher und damit leichter vorstellbar.

Tabelle 6. Häufige, negative schlafbezogene Gedanken und daraus resultierende Gefühle

Situation:	Gedanken:	Gefühle:
In der Nacht im Bett	„Jetzt ist es schon 1.00 Uhr, ich habe also nur noch maximal 6 Stunden zum Schlafen. Wenn ich nicht jetzt gleich einschlafe, kann ich morgen wirklich nichts leisten."	Hilflosigkeit, Kontrollverlust, Ängstlichkeit, Niedergestimmtheit
	„Warum können andere so problemlos schlafen, nur ich nicht?"	Ärger, Wut über die Schlaflosigkeit
Morgens beim Aufstehen	„Das war wieder eine fürchterliche Nacht, der ganze Tag ist dadurch hinüber."	Hilflosigkeit, Bedrücktheit
Tagsüber bei der Arbeit	„Wenn ich besser geschlafen hätte, würde ich viel mehr schaffen können."	Ärger
Abends	„Heute nacht muß ich aber unbedingt schlafen, sonst weiß ich nicht, wie es mit mir noch weitergehen soll."	Ängstlichkeit, Aufgeregtheit
Im Bett beim Einschlafen	„Jetzt muß es aber doch klappen mit dem Einschlafen, ich habe doch letzte Nacht schon so wenig Schlaf gehabt, was soll ich denn nur machen. Jetzt ist schon wieder eine Stunde um und morgen bin ich wieder wie gerädert."	Hilflosigkeit, Ängstlichkeit

---

Beispiel für ein Ruhebild:

Am Nordseestrand

Es ist ein wunderschöner Spätsommernachmittag: die Sonne scheint, es ist angenehm warm, aber nicht zu heiß, der Himmel ist blau. Ich sitze im Strandkorb dem Meer zugewandt, lehne mich zurück, habe die Beine und Füße ausgestreckt und sitze sehr bequem. Der Strand ist feinsandig und weiß-gelb, die Dünen sind mit Strandhafer bepflanzt. Ich sehe in das Wellenspiel, schaue zu, wie sich die Wellen am Strand brechen und weiß aufschäumen. Am Horizont kreisen über einem Kutter ein paar Möwen. In der Ferne sind Kinderstimmen zu hören und manchmal eine Möwe, ansonsten höre ich das Rauschen der Wellen, die an den Strand spülen. Die Sonne wärmt die Haut und ab und zu streicht der Wind angenehm über mein Gesicht. Ich hole tief Luft und rieche und schmecke die salzige Luft. Es ist angenehm ruhig um mich herum und ich fühle mich so richtig wohl und entspannt.

Das Ruhebild soll keine anderen, dem Patienten bekannten Personen enthalten, da sich unserer Erfahrung nach dadurch häufig sehr viele ambivalente Gefühle in das Ruhebild mischen. Beispielsweise fiel einer Teilnehmerin in einer unserer Gruppen spontan ein schöner Herbstspaziergang mit ihrer Mutter an einem Fluß ein. Nach dem ersten – zunächst sehr angenehmen – Moment in der Vorstellung dieses Bildes fielen ihr aber wieder bestimmte Streitigkeiten mit ihrer Mutter ein, wodurch das Ruhebild weniger entspannend, sondern eher Anlaß zu erneutem Grübeln wurde.

Manchen Patienten fällt kein Bild ein; hier kann man nachfragen, was sie denn in ihrer Freizeit gerne tun bzw. welchen entspannenden Tätigkeiten sie nachgehen und hieraus ein Ruhebild ableiten.

Die Teilnehmer werden darauf hingewiesen, daß die Vorstellungskraft nicht bei jedem gleich ist, aber – wie die körperliche Entspannung – der Übung unterliegt. Zudem darf man keine Schärfe der Abbildung wie auf einer Fotografie erwarten. Wichtig vielmehr ist das Wohlbefinden, welches das Vorstellungsbild auslöst. Es ist auch nicht beunruhigend, wenn das Bild nicht über die gesamte Instruktionsdauer gehalten werden kann, es sollte jedoch nicht eine schnelle Folge verschiedener Bilder vorgestellt werden.

Wenn alle Teilnehmer ihr Ruhebild geschildert haben, wird gemeinsam in der Gruppe das Entspannungstraining mit Ruhebild durchgeführt. Im Anschluß daran werden die Teilnehmer um Rückmeldung gebeten. Als Hausarbeit sollen die Patienten das Entspannungstraining mit Ruhebild täglich 1–2 mal üben. Wichtig ist der Hinweis, daß sowohl die Muskelentspannung als auch das Ruhebild noch nicht im Bett geübt werden sollen.

5.3 Psychoedukation

Der Psychologe oder Mediziner, der Patienten mit Insomnien behandelt, sollte ein ausführliches Basiswissen über Schlaf und Schlafstörungen besitzen, da er sonst beim Patienten kaum den Eindruck ausreichender Kompetenz vermitteln kann. Entsprechende Kenntnis kann ein Therapeut durch Literaturstudium (s. weiterführende Literatur im Literaturverzeichnis) erwerben, eine adäquate Vermittlung findet im Psychologie- bzw. Medizinstudium leider (noch) nicht statt. Darüber hinaus wäre es sinnvoll, daß jeder Psychologe/Mediziner, der sich auf die Behandlung von Insomnien spezialisiert, mehrere Monate an einer Spezialeinrichtung, die sich auf Schlafstörungen spezialisiert hat, d. h. an einem Schlaf-EEG-Labor, hospitiert. Dadurch können basale Kenntisse der Schlafphysiologie und Schlafpsychologie erworben und das gesamte Spektrum der Erkrankungen des Schlafs kennengelernt werden. Im Folgenden sind die wichtigsten und zentralen Erkennntisse der Schlafforschung aufgeführt, die für den Behandler von Schlafstörungen von Wichtigkeit sind.

Wissen über Schlaf

Die Schlafforschung ist im Vergleich zu anderen naturwissenschaftlichen bzw. geisteswissenschaftlichen Disziplinen eine junge Wissenschaft. Der Ausgangspunkt der modernen experimentellen Schlafforschung ist auf das Jahr 1953 zu datieren, als Aserinsky und Kleitman in Chicago den REM (rapid eye movement = schnelle Augenbewegung)-Schlaf entdeckten. Nach den z. Zt. gängigen Klassifikationskriterien der Schlafstadien (Rechtschaffen & Kales, 1968) gliedert sich der Schlaf in die Non REM- (Stadium I – IV) Stadien und den REM-Schlaf. Eine graphische Darstellung des typischen Schlafverlaufs eines gesunden Probanden findet sich in Abbildung 8.

Die verschiedenen Schlafstadien sind nicht zufällig über die Nacht verteilt, sondern unterliegen im Regelfall beim Gesunden einer individuell relativ stabilen zyklischen Abfolge der Stadien I bis IV und REM. Nach kurzer Wachzeit wird das Stadium I, der Übergang zwischen Schlafen und Wachen erreicht, in dem der Schläfer einige Minuten (5 – 10 Min.) verweilt. Mit dem Schlafstadium II beginnt der eigentliche Schlaf. Das Schlafstadium II ist charakterisiert durch bestimmte Graphoelemente, wie etwa Schlafspindeln und K-Komplexe; darauf folgen die „tiefen" Schlafstadien III und IV. Nach etwa 60 bis 70 Min. kommt es wieder zu einer Verflachung des Schlafs, und nach 70 – 90 Min. tritt die 1. REM-Periode auf. Danach wiederholt sich der zyklische Ablauf von Non REM- und REM-Schlaf, wobei auffällt, daß die tiefen Schlafstadien im Verlauf der Nacht mehr und mehr abnehmen, während die REM-Phasen an Länge gewinnen.

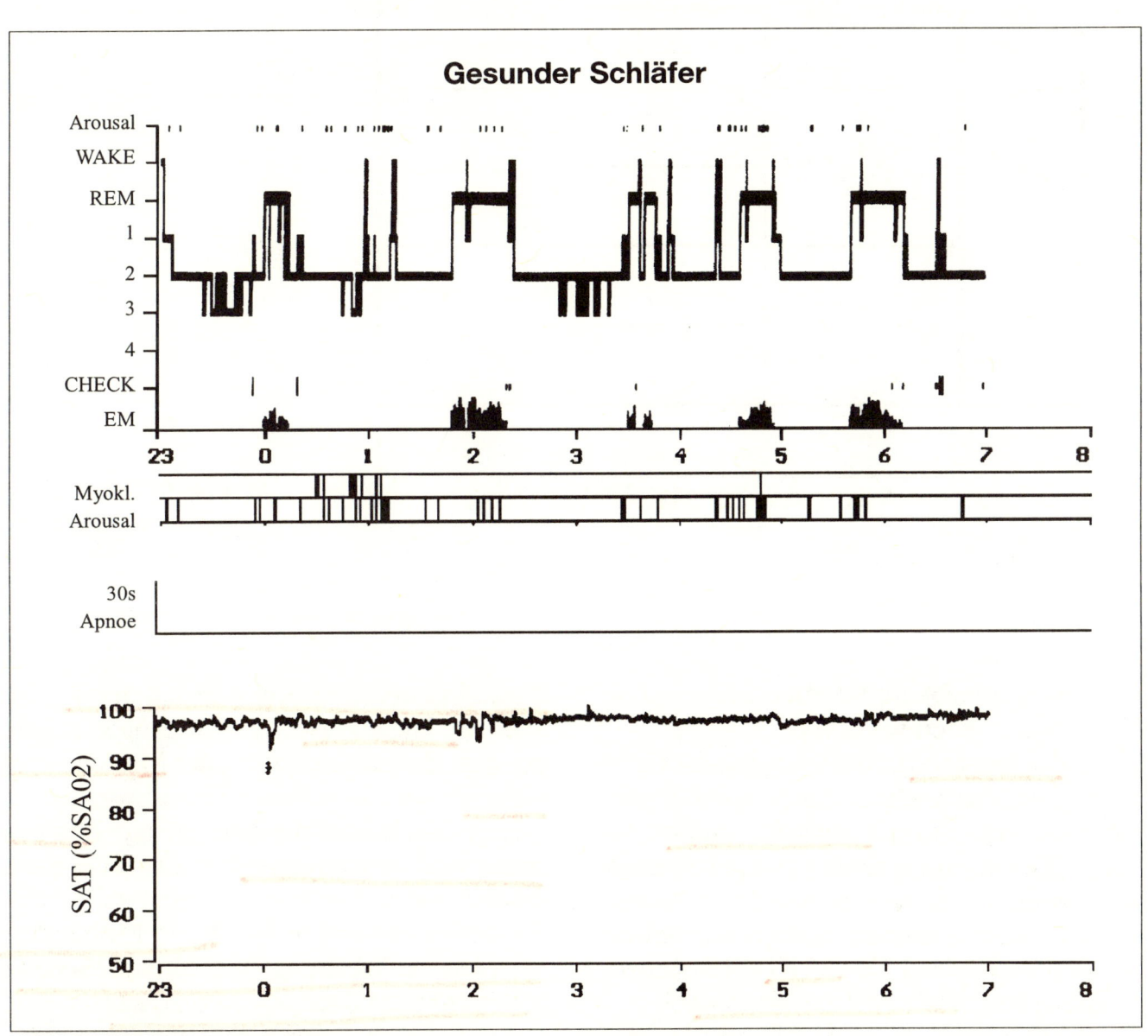

Abb. 8. Polysomnographie eines gesunden Probanden.

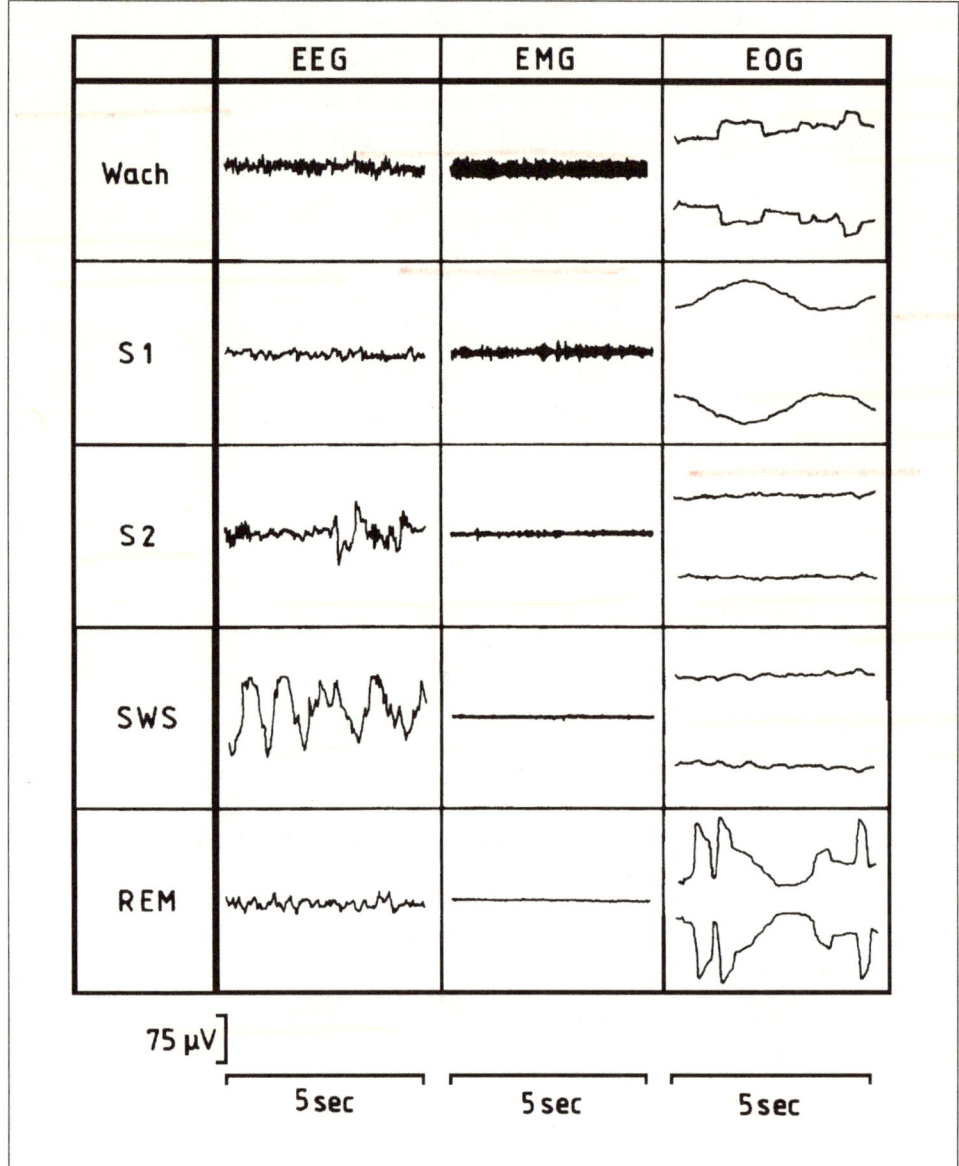

Abb. 9. Darstellung der verschiedenen Schlafstadien.

Die einzelnen Schlafstadien können wie folgt beschrieben werden (s. Abb. 9):

Im Wachzustand ist die Frequenz der Hirnströme gekennzeichnet durch einen Rhythmus von 8 bis 12 Hz (Alpha-Rhythmus). Im EOG (Elektrookulogramm = Augenbewegungen) zeigen sich bei geschlossenen Augen keine Augenbewegungen, gelegentlich jedoch Lidschläge (blinks). Das EMG (Elektromyogramm) zeigt hohe Muskelspannung.

Im Schlafstadium I (S1) fällt eine Auflockerung des Alpha-Rhythmus sowie eine Zunahme der langsamen Frequenzen (vor allem im Thetabereich) auf, die Augen beginnen nun langsam zu rollen, der Muskeltonus sinkt ab. Auf kognitiver Ebene werden in diesem Schlafstadium häufig sog. „hypnagoge" Halluzinationen erlebt. Darunter wird das Auftreten langsamer, meist statischer Traumbilder verstanden. Viele Probanden schildern bei Weckungen aus diesem Schlafstadium, noch wachgewesen zu sein.

Das Schlafstadium II (S2) wird als eigentlicher Einschlafzeitpunkt definiert und ist charakterisiert durch bestimmte Graphoelemente, wie Schlafspindeln und K-Komplexe. Es treten keine Augenbewegungen auf, die Muskelspannung sinkt weiter. Probanden können bei Weckungen aus diesem Zustand noch kognitive Inhalte erinnnern, die allerdings von Trauminhalten abgrenzbar sind, da sie eher Gedanken ähneln und dem entsprechen, was wir tagsüber an Gedanken erleben.

In den Tiefschlafstadien III und IV (SWS) tritt langsamwellige Deltaaktivität mit einer Frequenz von 0,5 – 2 Hz auf und einer Amplitude von mehr als 75 µv. Die Muskelspannung sinkt weiter ab, Augenbewegungen treten nicht auf. Kognitive Inhalte sind bei Weckungen selten erinnerbar.

Der REM-Schlaf ist seinem Namen entsprechend durch schnelle Augenbewegungen, und ein Hirnstrombild charakterisiert, welches dem Stadium I sehr ähnelt. Die Muskelspannung ist nun extrem niedrig. Neurophysiologisch konnte demonstriert werden, daß eine aktive Hemmung bzw. Paralyse der Muskulatur vorliegt. In hohem Maße können bei Weckungen aus diesem Zustand lebhafte Trauminhalte mit detaillierten Berichten über visuelle und halluzinatorische Traumerlebnisse wiedergegeben werden.

Parallel zum regelmäßigen Ablauf von NonREM- und REM-Schlaf treten zyklische Veränderungen autonomer Parameter, wie etwa von Herzfrequenz und Atmung, auf. Während der Nacht sinken Herzfrequenz und Atmung deutlich ab, im REM-Schlaf kommt es wieder zu einer Aktivierung, d. h. Anstieg und erhöhter Variabilität von Herz- und Atemfrequenz. Bei Männern sind zudem im REM-Schlaf meist Erektionen vorhanden, während es bei Frauen zu einer Erhöhung des vaginalen Blutdurchflusses kommt. Der REM-Schlaf ist somit ein hochaktiver Zustand, der in vielen Aspekten dem Wachzustand sehr verwandt ist.

Für den Behandler von Schlafstörungen ist relevant, daß der zyklische Ablauf von Schlafen und Wachen in das Wechselspiel bzw. die Interaktion anderer biologischer Rhythmen, wie etwa der innersekretorischen Ausschüttung von Hormonen und den Hell-Dunkel-Wechsel, eingebettet ist.

Als eine zentrale Variable biologischer Rhythmen ist die Körpertemperatur zu nennen, die wie der Schlaf-Wach-Rhythmus unter Zeitgeberbedingungen (d. h. im normalen Hell-Dunkel-Wechsel) eine sinusförmige Schwingung mit Durchlaufen eines Minimums und Maximums während 24 Stunden aufweist.

Ebenso weist das Hormon Cortisol eine zirkadiane Rhythmik (= ca. 24 Std.) mit einem Minimum in den Abendstunden und dem ersten Nachtdrittel auf. Gegen Morgen steigt das Cortisol wieder an, um am Vormittag sein Maximum zu erreichen. Eine zirkadiane Rhythmik konnte auch für die Hormone Prolaktin und Melatonin nachgewiesen werden.

Neben Körperkerntemperatur und hormoneller Ausschüttung hat sich die Forschung in den letzten Jahren auch mit Zusammenhängen zwischen Immunsystem und Schlaf befaßt. Stimulierend für diese Forschungsrichtung war die Beobachtung, daß fieberhafte Erkrankungen in der Regel zu erhöhter Schläfrigkeit führen. Dabei konnte tierexperimentell nachgewiesen werden, daß bei erhöhter Temperatur und gesteigerter Interleukin-1-Produktion auch bei Ratten der Tiefschlaf zunimmt. Das Interleukin-1 wirkt ebenfalls temperaturerhöhend und schlafinduzierend. Die Ausschüttung von Interleukin-1 korreliert mit dem Schlaf-Wach-Rhythmus und zeigt einen deutlichen Gipfel während des Maximums des Tiefschlafs im ersten Nachtdrittel (Moldofsky et al., 1986). Auch in Untersuchungen an gesunden Probanden konnte eine Korrelation zwischen Interleukin-1-Anstieg und Schlaf im ersten Nachtdrittel nachgewiesen werden (Hohagen et al., 1993). Spekuliert wird

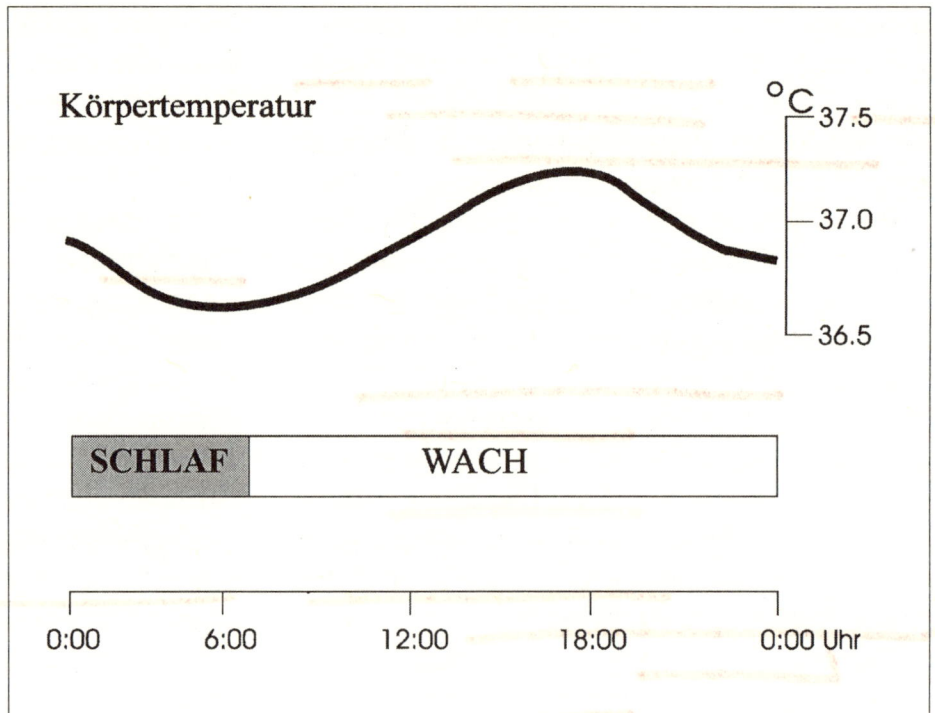

Abb. 10. Schlaf-Wach-Rhythmik und Körpertemperatur über den 24-Stunden-Tag.

heutzutage darüber, ob z. B. chronische Schlafstörungen mit einer Schwächung der Immunfunktion einhergehen.

Was passiert auf zentralnervöser Ebene während des Schlafs?

Michel Jouvet (1965, 1974, 1984), ein französischer Neurophysiologe, widmete sich der Erforschung von Zusammenhängen zwischen Neurotransmission und Schlafregulation. In seinem ersten Modell postulierte er, daß die Neurotransmitter Serotonin und Noradrenalin eine wichtige Rolle bei der Auslösung und Steuerung von Tief- und REM-Schlaf spielen. Hemmung von Serotonin bzw. Zerstörung der sog. Raphé-Kerne im Hirnstamm, die in erster Linie serotonerge Neuronen enthalten, führte zu kompletter Schlaflosigkeit. Die so induzierte Insomnie ist jedoch nur passager, was die Rolle des Serotonins bei der Tiefschlafregulation in Frage stellte. Ebenso wird die Lage dadurch kompliziert, daß es verschiedene Subtypen des Serotoninrezeptors gibt, die in unterschiedlicher Weise, d. h. sowohl agonistisch als auch antagonistisch an der Schlafregulation beteiligt sind. Auf der anderen Seite wird Noradrenalin primär im Locus coeruleus im Hirnstamm synthetisiert. Diese Neuronen sind im Wachen aktiv, nicht jedoch während des REM-Schlafs. Die Neuronen des Subcoeruleus hingegen sind auch im REM-Schlaf aktiv und Läsionen dieses Kerngebiets eliminieren den REM-Schlaf. Auch die Blockierung der Noradrenalinsynthese führt in einer niedrigen Dosierung zur Zunahme des REM-Schlafs. Die Vorstellungen von Jouvet wurden später von den amerikanischen Neurophysiologen Hobson und McCarley aufgegriffen und in das sog. Modell der reziproken Interaktion von Non-REM- und REM-Schlaf integriert.

Mit Hilfe der Positronenemissionstomographie (PET) wurde es auch möglich, beim Menschen den Stoffwechsel des Gehirns im Schlaf direkt zu untersuchen und darzustellen. Die Arbeitsgruppe um Heiss (1985) konnte damit nachweisen, daß der Metabolismus von Glukose im Gehirn im REM-Schlaf so hoch wie im Wachzustand, in den NonREM-Stadien jedoch deutlich reduziert ist.

Wie bereits vorher erwähnt wurde, unterliegen unser Schlaf-Wach-Rhythmus und die Ausschüttung verschiedener Hormone sowie die Regulation der Körpertemperatur im normalen Hell-Dunkel-Wechsel einer 24-stündigen Rhythmik. Die relativ neue Forschungsrichtung der Chronobiologie widmete sich in den letzten 30 Jahren der Frage, wie Hell-Dunkel-Wechsel, Schlaf-Wach-Zyklus und andere biologische Funktionen zusammenhängen. Dabei studierte man die biologische Rhythmik gesunder Probanden in sog. zeitisolierten Umgebungen (sog. Bunkern, wie etwa am Max-Planck-Institut für Verhaltensphysiologie in München) unter Ausschaltung äußerer Zeitgeber. Dabei wurde nachgewiesen, daß unsere Schlaf-Wach-Rhythmik nach Ausschluß des Hell-Dunkel-Wechsels eine Phasenlänge von ca. 25 bis 26 Stunden (= zirkadian) hat. Die Chronobiologie hat in den letzten Jahren in zunehmendem Maß zu dem Verständnis verschiedener Erkrankungen beigetragen. In der psychiatrischen Forschung spielen z. B. chronobiologisch inspirierte Theorien, die die Schlafveränderung Depressiver und ihre hormonelle Dysregulation als Dysynchronisation biologischer Rhythmen interpretieren, eine große Rolle. Darüber hinaus haben diese Erkenntnisse zum Verständnis des Phänomens des „Jet Lag" beigetragen, worunter man die unangenehmen Begleiterscheinungen von Zeitzonenflügen bezeichnet, wie etwa vorübergehende Schlafstörungen. Darüber hinaus spielt die Chronobiologie in der Arbeitsmedizin, insbesondere bei Schichtarbeit, eine große Rolle, um psychische Folgeerscheinungen und psychomatische Störungen bei Schichtarbeitern zu erklären.

Neben den erwähnten physiologischen Variablen unterliegen auch psychologische Funktionen einer zirkadianen Rhythmik. Die Fehlerhäufigkeit bei bestimmten psychologischen Tests, sowie Aufmerksamkeit und Konzentration variieren über den 24-Stunden-Tag (s. Abb. 11).

Die Schlaf-Wach-Rhythmik des Menschen wird nicht nur durch endogene Faktoren gelenkt, sondern unterliegt auch sozialen Faktoren. Die Wegnahme sozialer Konventionen führte z. B. dazu, daß auch beim gesunden Erwachsenen wieder ein biphasisches Schlafmuster mit einem zweiten Häufigkeitsgipfel von Schlafepisoden in den frühen Nachmittagsstunden auftrat (Campbell & Zulley, 1985).

Aus diesen Erkenntnissen schlußfolgerte man, daß das für den Erwachsenen typische monophasische Schlafmuster mit einer einzigen Schlafperiode in der Nacht primär durch soziale Konventionen und unser Arbeitsleben bestimmt wird. Diese Hypothese läßt sich auch dadurch untermauern, daß z. B. sowohl in südlichen Ländern, als auch von älteren, nicht mehr im Arbeitsleben stehenden Menschen, wieder ein Mittagsschlaf gehalten wird.

Chronobiologische Befunde stützen die Hypothese, daß eine unregelmäßige Schlaf-Wach-Rhythmik, da es dadurch zur Desynchronisation zwischen verschiedenen biologischen Rhythmen kommen kann, eher ungünstig für guten Schlaf ist, während eine gewisse Regelmäßigkeit von Ruhe-/Aktivitätszeiten eher förderlich ist. Insbesondere konstante Aufstehzeiten (auch an Wochenenden) empfehlen sich zur Stärkung der Synchronisation zwischen den verschiedenen biologischen Rhythmen.

Eine wesentliche Rolle zum Verständnis von Schlafstörungen spielen auch Kenntnisse über die Ontogenese des Schlafs, d. h. die Entwicklung unseres Schlafmusters vom Säuglingsalter bis ins hohe Erwachsenenalter

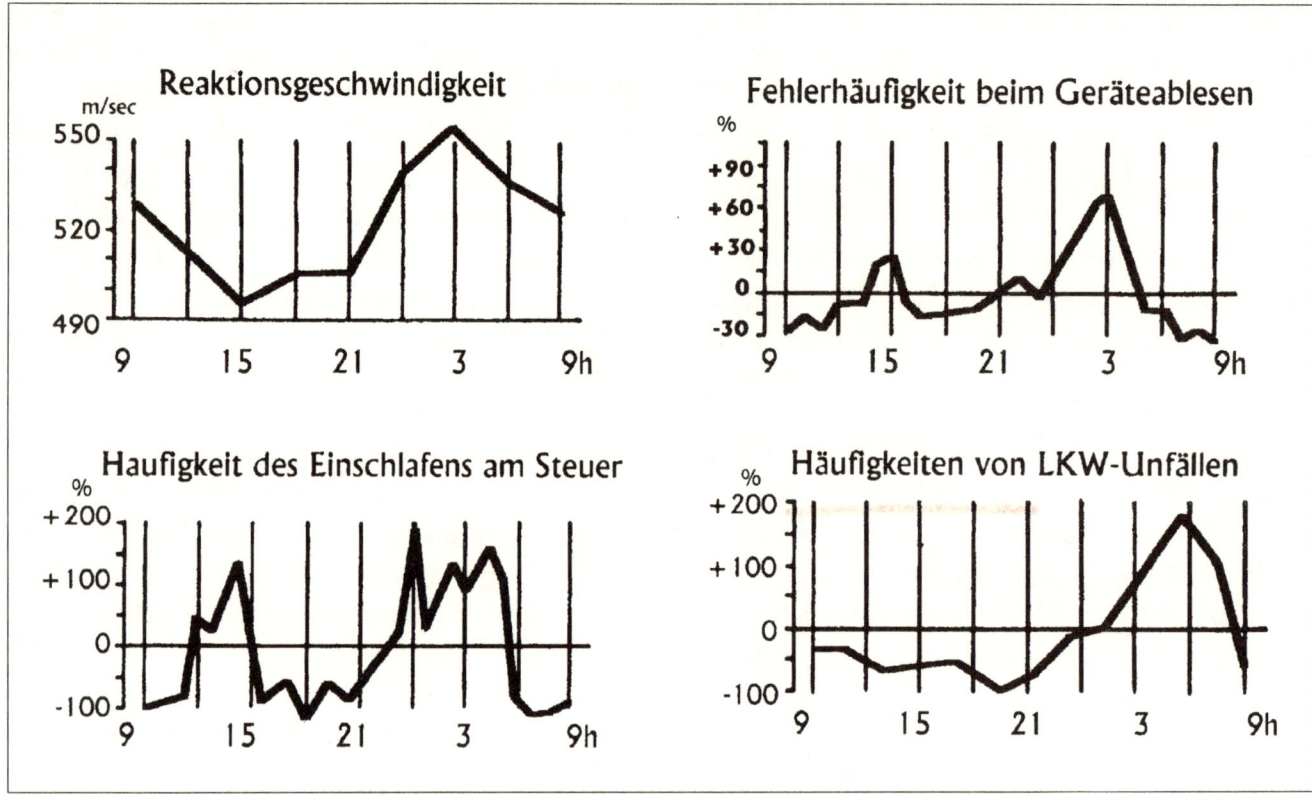

Abb. 11. Zirkadiane Rhythmik verschiedener psychologischer Funktionen

hinein. Das typische Erwachsenenschlafmuster mit etwa kontinuierlichen 16- bis 17-stündigen Wachperioden und einer 7- bis 8-stündigen Ruhe- und Schlafzeit in der Nacht dominiert keineswegs die ganze Lebensspanne beim Menschen. Beim Neugeborenen z. B. findet sich ein polyphasisches Schlafmuster mit mehreren, in etwa 3- bis 4-stündigen Abständen durch Wachperioden unterbrochenen Schlafphasen (s. Abb. 12).

Beim einjährigen Kleinkind hat sich der Schlaf bereits in der Nacht konsolidiert. Tagsüber treten noch etwa zwei kurze Schlafperioden auf. Ca. ab dem 4. Lebensjahr nimmt die in der Nacht geschlafene Zeit weiter zu, tagsüber tritt nur noch ein kurzer Mittagsschlaf auf, der dann ab dem 6. bis 8. Lebensjahr vollkommen entfällt. Mit zunehmendem Erwachsenenalter verringert sich die Schlafdauer weiter und pendelt sich ca. ab dem 30. Lebensjahr im Mittel bei 7 bis 8 Stunden ein. Im höheren Erwachsenenalter, vor allem nach dem Wegfall der Berufstätigkeit, findet sich häufig wieder ein biphasisches Schlafmuster mit einer Kurzschlafepisode nach dem Mittagessen.

Mit dem Lebensalter verändert sich nicht nur die Organisation der Schlaf-Wach-Rhythmik generell, sondern auch die interne Architektur des Schlafs (s. Abb. 13).

Beim Säugling wird die Schlafzeit zu etwa 50 % von REM-Schlaf in Anspruch genommen. Etwa ab der Pubertät pendelt sich der REM-Schlafanteil bei 20 % ein, um dann im höheren Erwachsenenalter nur noch unwesentlich abzusinken. Die NonREM-Schlafanteile zeigen zusammengefaßt weniger Schwankungen über die ganze Lebens-

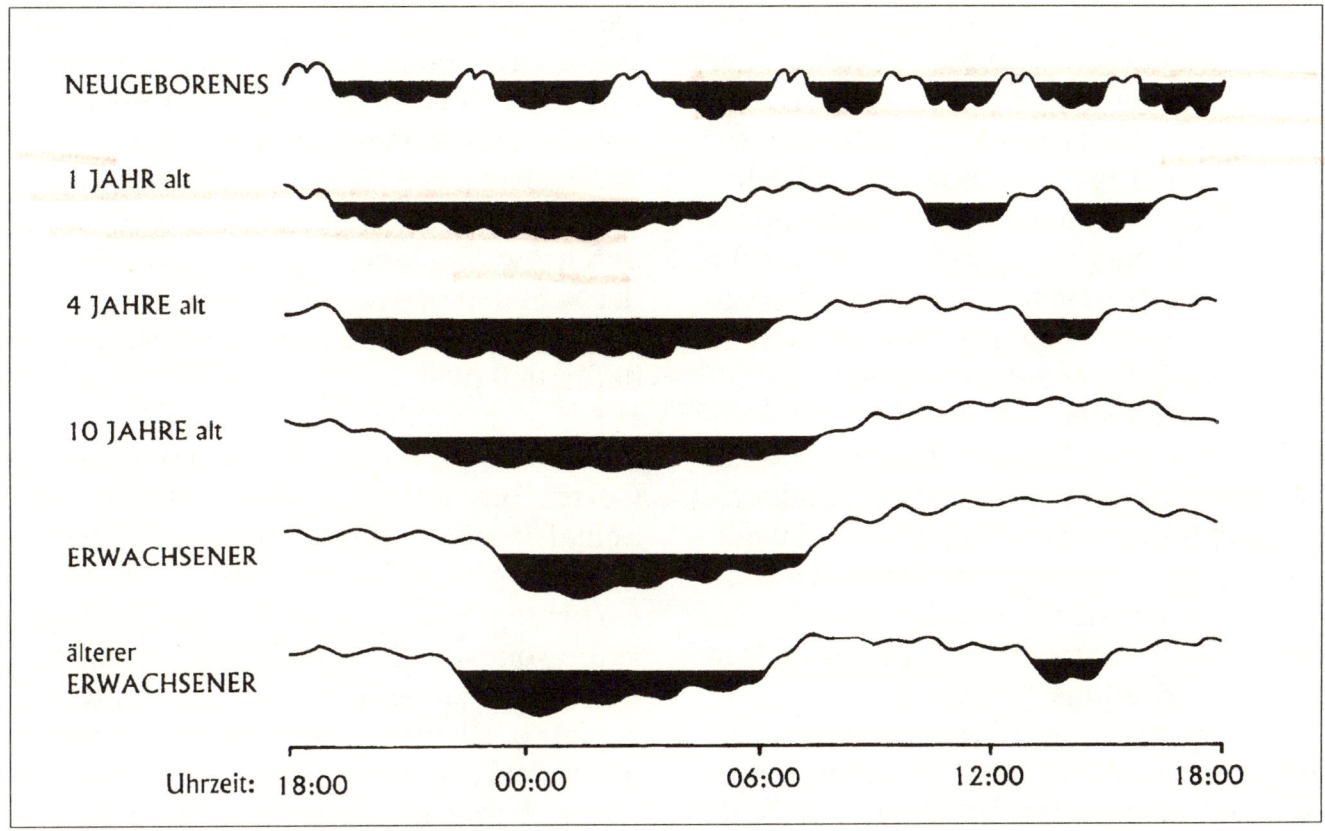

Abb. 12. Schlaf-Wach-Muster vom Säuglingsalter bis ins hohe Lebensalter.

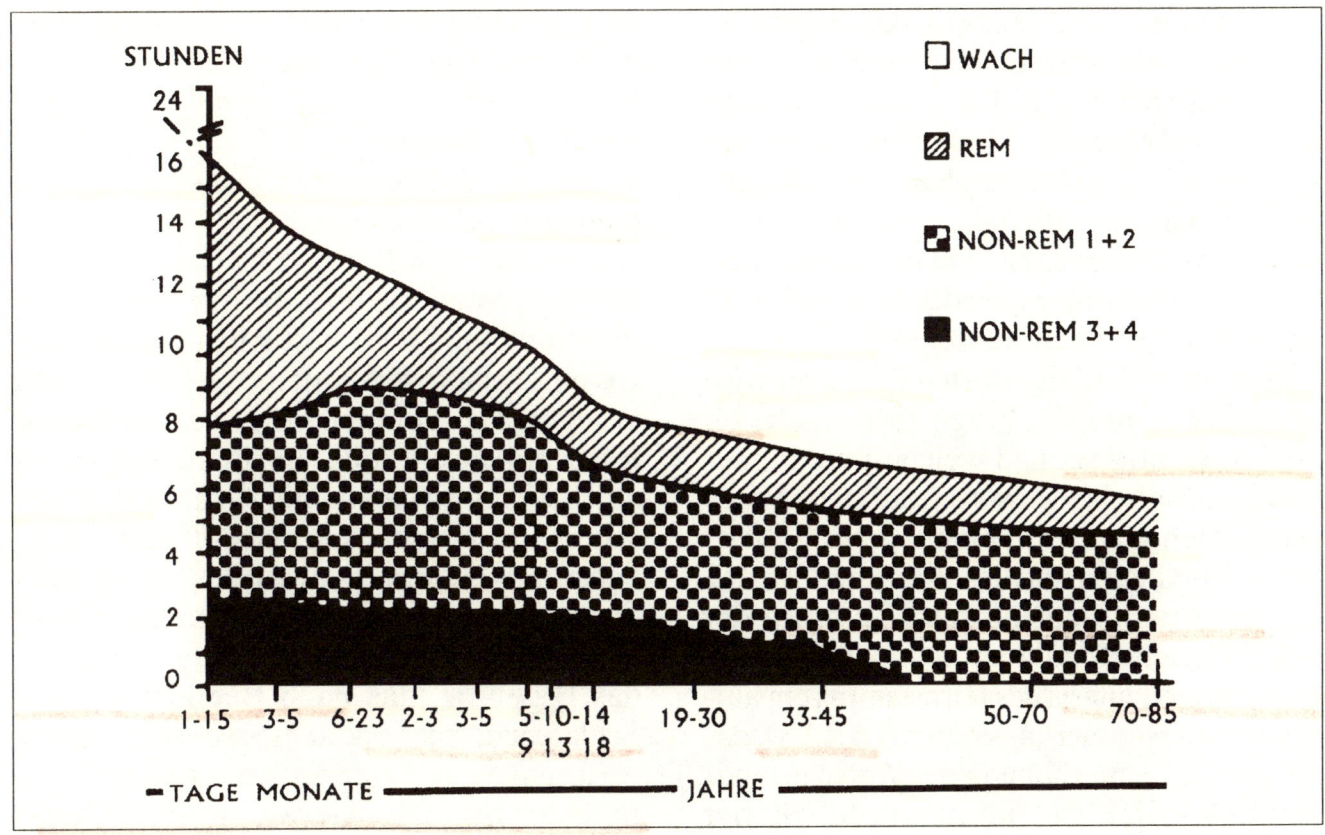

Abb. 13. Schlafarchitektur über die Lebensspanne.

spanne. Allerdings gilt dies nicht für die Tiefschlafanteile, die Stadien III und IV, die mit zunehmendem Alter mehr und mehr abnehmen. So ist es nicht selten, daß bei 40- bis 50jährigen gesunden Erwachsenen keine Tiefschlafanteile mehr nachweisbar sind. Möglicherweise erklärt dies, warum ältere Menschen generell ihren Schlaf häufiger als unerholsam und oberflächlich im Vergleich zu ihrer Jugend erleben.

Der hohe Anteil von REM-Schlaf beim Neugeborenen führt zu vielen Spekulationen über die Funktion dieses Schlafstadiums. Möglicherweise stellt der REM-Schlaf aufgrund seiner ihm eigenen inhärenten Aktivierung eine Art interner Stimulation als Basis der zu vollziehenden neuronalen Reifung im Säuglingsalter dar.

Bis vor kurzem wurde angenommen, daß Schlafdauer und Schlaffähigkeit mit zunehmendem Lebensalter abnehmen. Von dieser Meinung ist man inzwischen abgerückt. Unter Miteinbeziehung des Tagschlafes ist keineswegs eine lineare Abnahme von Schlafzeit über die Lebensspanne festzustellen. Allerdings gilt, daß Tiefschlafstadien abnehmen und daß der Schlaf, auch wenn ingesamt gleichlang, mit zunehmendem Alter häufiger durch Wachperioden fraktioniert wird. Eine wichtige Erkenntnis ist, daß bei der Beurteilung von Schlafstörungen der Tagschlaf nicht außer Acht gelassen werden sollte.

Von vielen schlafgestörten Patienten wird in der Therapie die Frage formuliert, ob Schlaf wichtig sei und welche Funktion er erfülle. Mögliche Antworten auf diese Frage lassen sich aus der Forschung zur Schlaf-Wach-Regulation ableiten. Gesichert ist, daß der Hirnstamm das primäre Zentrum der Schlaf-Wach-Regulation ist. Es gibt in der Formatio reticularis des Hirnstamms ein aufsteigendes Aktivierungssystem (ARAS), das für die Aufrechterhaltung des Wachzustands verantwortlich ist. Initial wurde von der neurobiologischen Forschung der Schlaf als passiver Zustand, der als Folge eines Mangels an genügend starken Weckreizen auftritt, betrachtet. In den 50er-Jahren konnte jedoch nachgewiesen werden, daß Schlaf durch eine aktive Hemmung der den Wachzustand aufrechterhaltenden Systeme herbeigeführt wird. Daraus wurde gefolgert, daß der Schlaf keineswegs nur ein passiver Reflex ist. Zudem sprechen viele Erkenntnisse dafür, daß nicht nur neuronale Zentren im Hirnstamm, sondern auch höhere Hirnareale im Thalamus und Hypothalamus sowie im Cortex das komplexe Wechselspiel der Schlaf-Wach-Regulation determinieren.

Hobson & McCarley (1976, 1986) stellten ein neuropyhsiologisches Modell der Regulation von NonREM- und REM-Schlaf auf. Dabei konnten sie zeigen, daß im NonREM-Schlaf vor allem aminerge Neuronengruppen in den dorsalen Raphé-Kernen und im Locus coeruleus (mit noradrenerger und serotonerger Serotransmission) aktiv sind, während im REM-Schlaf die cholinerge Neuronenaktivität im gigantozellulären Feld der Brückenhaube dominiert. Der zyklische Ablauf von NonREM- und REM-Schlaf wird durch die Interaktion aminerger und cholinerger neuronaler Aktivität determiniert, was sich auch mathematisch darstellen läßt.

Borbély (1982), ein Züricher Pharmakologe, postulierte über die interne Regulation von NonREM- und REM-Schlaf hinaus ein Zweiprozeßmodell von Schlafen und Wachen als Versuch, die Schlaf-Wach-Rhythmik zu erklären. Er stützte sich dabei auf Erkenntnisse aus der Grundlagenforschung. Er gründet sein Modell im wesentlichen auf Frequenzanalysen des Schlaf-EEG und auf Experimente zum Schlafentzug. Viele Schlafentzugsexperimente erbrachten das Ergebnis, das nach Beendigung der Schlafentzugsperiode keinesweg der gesamte verlorene Schlaf kompensiert wird, sondern in erster Linie die langsamwellige Deltaaktivität. Die Zunahme der langsamwelligen

Deltaaktivität nach Schlafentzug läßt sich am besten durch Frequenzanalysen darstellen. Zwischen Tiefschlafmenge und vorhergegangener Wachzeit besteht nach Borbely ein linearer Zusammenhang: Je länger die dem Schlaf vorhergehende Wachzeit, desto mehr Tiefschlafanteile bzw. Deltawellen treten auf. Diese werden nicht linear über den Verlauf der Nacht produziert, sondern nehmen exponentiell mit der Schlafdauer ab. Borbély schlug vor, diesen von der Wachzeit abhängigen Prozeß als „S" (= Schlaf) zu bezeichnen. Darüber hinaus führte er basierend auf den Erkenntnissen der Chronobiologie den zweiten Prozeß „C" ein. Dieser Prozeß „C" trägt der Tatsache Rechnung, daß die Schlaf-Wach-Regulation in eine Vielzahl anderer zirkadianer Funktionen eingebettet ist (s. Abb. 14).

Prozeß „C" entspricht dem Verlauf der Körpertemperatur. Die Interaktion zwischen C und S bestimmt das Schlaf-Wach-Verhalten. Je größer der Abstand zwischen C und S, desto höher die Schlafbereitschaft. Laufen die beiden Kurven zusammen, d. h., wenn Prozeß S im Schlaf durch langsamwellige Deltaaktivität abgebaut wurde und zirkadiane Rhythmen, wie z. B. die Körpertemperatur ansteigen, kommt es zum Erwachen. Prozeß S steigt, falls nicht geschlafen wird, weiter an, was dazu führt, daß danach mehr Deltaaktivität im Schlaf vorherrscht. Der exponentielle Abfall von S führt dazu, daß die Schlafzeit nicht linear zunimmt. REM-Schlaf wird erst nach Aufholen der Tiefschlafanteile nachgeholt.

Die Frage nach der „normalen" Schlafdauer und Schlaflänge läßt sich nicht einfach beantworten. Viele Untersuchungen weisen darauf hin, daß es beim gesunden Menschen eine Variation der normalen Schlafdauer von ca. 4 bis 10 Stunden gibt. Die häufig von

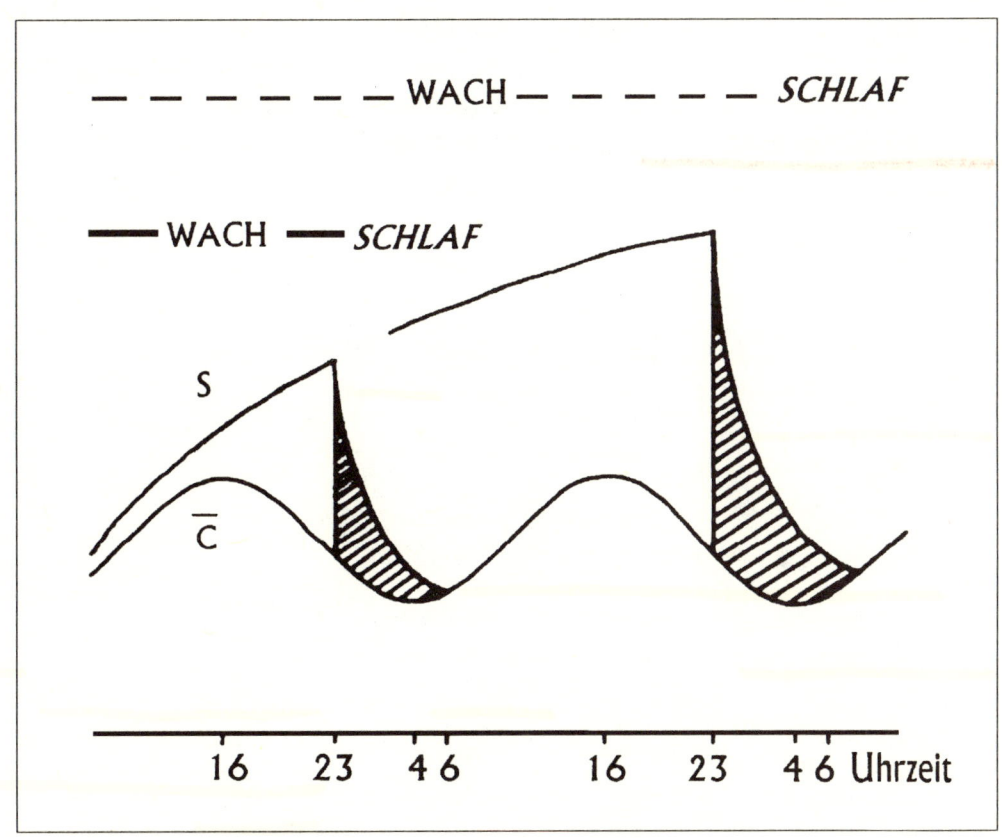

Abb. 14. 2-Prozeß Modell der Schlaf-Wach-Regulation nach Borbély (1982).

Schlafgestörten wiedergegebene Meinung, man müsse auch in höherem Alter noch 8 Stunden schlafen, läßt sich somit nicht stützen.

Welche Funktionen hat der Schlaf?

Experimente an Gesunden konnten zeigen, daß vollkommener Entzug des Schlafs über mehrere Nächte keineswegs irreversible körperliche oder psychische Schäden verursacht. Schlafentzug führt selbst über Zeiträume von 5 bis 10 Tagen nicht zu organischen oder psychischen Schäden, sondern „nur" zu einer extremen Müdigkeit, die sich darin äußert, daß es kaum möglich ist, Versuchspersonen länger wachzuhalten, ohne daß nicht Mikroschlafepisoden auftreten. Dafür, daß Schlaf unentbehrlich ist, sprechen jedoch Untersuchungen an Tieren, aus denen hervorgeht, daß prolongierter Schlafentzug über längere Zeiträume zu einer Entgleisung des Stoffwechsels und einer Dysregulation der Körpertemperatur mit letalem Ausgang führt.

Wahrscheinlich ist es, daß der Schlaf der metabolischen Erholung dient. Hierfür sprechen Experimente, die belegen, daß während bestimmter Schlafstadien die Proteinsynthese zunimmt.

Da der REM-Schlaf beim Neugeborenen fast 50 % der Schlafzeit dominiert, wurde postuliert, daß Schlaf und insbesondere REM-Schlaf der Ausbildung neuronaler Regelkreise dient. Für den REM-Schlaf wird zudem angenommen, daß er auch beim Erwachsenen der Verarbeitung tagsüber aufgenommener Informationen dient. Die drastische Abnahme von REM-Schlaf bei dementiellen Erkrankungen stützt diese Hypothese.

Immunologische Forschungsansätze weisen darauf hin, daß Schlaf evtl. wichtig für die Abwehrfunktion unseres Körpers ist, und daß dauerhafte Schlaflosigkeit zu einer Schwächung der Immunfunktion führt. Der Stand der Forschung ist hier jedoch noch nicht so weit fortgeschritten, um eine abschließende Bewertung zu ermöglichen.

Eine vollständig naturwissenschaftlichen Kriterien genügenden Erklärung, warum wir schlafen, ist bisher jedoch nicht gelungen, so daß man sich zunächst mit der Alltagsweisheit begnügen muß, daß Schlaf immer noch das beste Mittel gegen Müdigkeit ist.

5.3.1 Dritte Therapiesitzung: Regeln für einen gesunden Schlaf: Informationen zu Schlaf und Schlafstörungen, Schlaf-Wach-Rhythmus-Strukturierung, Schlafhygiene

---

- Tagesordnung
- Blitzlicht
- Besprechen der Hausaufgaben
- Thema der Stunde: Regeln für einen gesunden Schlaf
- Hausaufgaben:
  - Anwendung der Regeln zur Schlaf-Wach-Rhythmus-Strukturierung, Stimuluskontrolle und Schlafhygiene
  - Schlafprotokoll führen
  - Im Patientenband 'Regeln für einen gesunden Schlaf' durcharbeiten
- Ausblick
- Entspannungstraining

In dieser Sitzung bekommen die Patienten Informationen zu Schlaf und Schlafstörungen; dies ist insofern ein wichtiger Teil der Therapie, weil Patienten sehr häufig mangelndes oder falsches Wissen bezüglich des Schlafes haben und oftmals dadurch starke Befürchtungen, z. B. die Gesundheit betreffend, entwickelt haben. Viele Patienten kommen mit überhöhten Erwartungen in die Therapie, z. B. mit der Erwartung, daß sie 8 Stunden Schlaf brauchen oder daß sie innerhalb von 10 Minuten einschlafen müssen wie der Partner. Durch die gründliche Information über das momentane wissenschaftliche Wissen zum Schlaf können den Patienten schon viele Ängste, Befürchtungen und falsche Erwartungen genommen werden. Daher sollten die Patienten auch ausreichend Gelegenheit haben, solche Erwartungen und Befürchtungen zu äußern und Fragen zu stellen.

Nach einem Überblick über die Sitzung berichten die Teilnehmer wieder anhand ihres Schlafprotokolls über die vergangene Woche. Hiernach folgt die Hausaufgabenbesprechung: die Teilnehmer berichten über ihre Erfahrungen mit dem kombinierten Entspannungstraining von Muskelentspannung und Ruhebild.

Danach werden Assoziationen, Meinungen und Befürchtungen zum Thema Schlaf gesammelt und -wenn vorhanden- an eine Tafel geschrieben. Hierbei werden oft Erwartungen, vermeintliche Standards und Mythen geäußert, die später mit wissenschaftlich gesicherten Informationen entkräftet werden können. Beispiele, die häufig genannt werden: „Schlechter Schlaf schadet der Gesundheit und macht krank", „Der Schlaf vor Mitternacht ist der gesündeste", „Acht Stunden Schlaf braucht der Mensch", „Wenn mein Partner innerhalb von 5 Minuten einschlafen kann, dann müßte ich das doch auch schaffen". Die Teilnehmer werden um ihre Meinung nach der notwendigen Schlafdauer gefragt.

Den Teilnehmern werden dann anhand eines typischen Polysomnogramms (s. Abb. 8) die Schlafarten (NonREM, Stadien I bis IV, REM-Schlaf) und die Schlafzyklen erklärt. Die Schlafzyklen umfassen tiefen und leichten Schlaf und es ist durchaus normal, daß es in der Nacht auch bei gesunden Schläfern zu kurzen Wachperioden kommt. Aufzuwachen in der Nacht ist für sich noch keine Schlafstörung, sondern erst dann, wenn das Wiedereinschlafen nicht mehr gelingt bzw. sehr lange dauert.

Die Schlafdauer verändert sich über die Lebensspanne (s. o. Abb. 12 und 13): von der Kindheit bis zum Erwachsenenalter nimmt sie ab. Danach verändert sich die Schlafdauer nur noch geringfügig, jedoch verringern sich mit dem Alter die Tiefschlafanteile bzw. verschwinden bei manchen Menschen ganz. Hierdurch empfinden einige ältere Menschen ihren Schlaf als leichter, störanfälliger und durch mehr Wachphasen fraktionierter.

Wichtig ist der Hinweis darauf, daß die Schlafdauer individuell sehr verschieden ist und nach epidemiologischen Studien (z. B. Kripke et al. 1979) zwischen 4 und 10 Stunden schwankt. Das bedeutet, daß es extreme Kurzschläfer und extreme Langschläfer gibt, die meisten Menschen jedoch irgendwo in der Mitte liegen mit einer Schlafdauer zwischen 6–8 Stunden.

Um die große Spannbreite interindividueller Unterschiede zu verdeutlichen, kann man auch auf andere Beispiele biologischer Parameter wie z. B. Größe und Gewicht hinweisen und deutlich machen, daß die Patienten individuelle Unterschiede in solchen Aspekten oftmals ganz selbstverständlich akzeptieren.

Weiterhin gibt es sogenannte 'Lerchen' (Frühaufsteher) und 'Eulen' (Nachtmenschen). Dies kann dann zum Problem werden, wenn jemand, obwohl er eher eine 'Eule' ist und normalerweise spät zu Bett geht, versucht sich an den Partner, der frühzeitig zu Bett geht und aufsteht, anzupassen.

Wenn die Patienten vor der Therapie in einem Schlaflabor untersucht wurden, können die Polysomnogramme der Patienten einbezogen werden. Dabei wird es in der Regel sowohl Patienten mit einem zum Untersuchungszeitpunkt deutlich beeinträchtigten Schlaf als auch Patienten mit normalem Polysomnogramm geben. Der Therapeut sollte darauf hinweisen, daß durch die Untersuchung im Schlaflabor mögliche organische Ursachen für den schlechten Schlaf wie etwa Schlaf-Apnoe oder Myoklonien ausgeschlossen werden konnten und die Patienten sich insofern keine Sorgen über mögliche Erkrankungen machen müssen. Wenn vorhanden, können auch Aktometer-Auswertungen der Patienten einbezogen werden.

Die Teilnehmer sollen schildern, ob sie tagsüber schlafen und welche Erfahrungen sie hiermit gemacht haben. Der Tagschlaf umfaßt nicht nur den Mittagsschlaf, sondern auch Nickerchen zu anderen Zeiten, z. B. abends vor dem Fernseher. Solche Nickerchen werden von vielen Patienten nicht zur Gesamtschlafdauer hinzugerechnet, d. h. viele Patienten, die tagsüber eine Stunde schlafen, erwarten häufig, daß sie in der Nacht 7–8 Stunden schlafen können. Die Patienten sollen anhand ihres Schlafprotokolls der vergangenen Woche ihre Gesamtschlafdauer (Tag- und Nachtschlaf) pro Tag zusammenrechnen. Im Anschluß daran kann darauf hingewiesen werden, daß man die Gesamtschlafdauer unterschiedlich verteilen kann: entweder auf eine längere Periode in der Nacht oder aber auf eine Tagschlafperiode und eine Schlafperiode in der Nacht, die dann allerdings wahrscheinlich kürzer sein wird als ohne den Tagesschlaf. Der zweiphasige Rhythmus ist z. B. in südlichen Ländern durchaus üblich: bei einer längeren Siesta über Mittag ist der Nachtschlaf meistens kürzer als in den nördlichen Ländern mit nur einer nächtlichen Schlafphase.

Viele Schlafgestörte haben zudem häufig einen wenig strukturierten Schlaf-Wach-Rhythmus mit sehr unregelmäßigen Schlafzeiten: ist der Nachtschlaf schlecht, bleiben viele morgens länger im Bett liegen, in der Hoffnung, noch Schlaf nachholen zu können. Berufstätige zeigen dieses Muster am Wochenende, Patienten, die nicht berufstätig sind, häufig täglich. Durch das späte Aufstehen (z. B. 10.00 Uhr) verschiebt sich allerdings auch der Schlafdruck am Abend. Wenn man von einer Schlafperiode von etwa 6–8 Stunden innerhalb eines 24-Stunden-Tages ausgeht, bedeutet dies eine Wachzeit von etwa 16–18 Stunden. Steht man beispielsweise aber erst um 10.00 Uhr morgens auf, ist es sehr unwahrscheinlich, daß man am Abend gegen 22.00 Uhr schon wieder müde ist, da man nur eine relativ kurze Wachphase von 12 Stunden hatte. Legt man sich dann trotzdem ins Bett ist die Wahrscheinlichkeit, nicht einzuschlafen, bzw. in der Nacht einige Zeit wachzuliegen, erhöht. Viele Insomniker dehnen ihre Bettzeiten aus, indem sie frühzeitig zu Bett gehen, morgens lange liegen bleiben und sich tagsüber hinlegen in der Hoffnung, daß lange Bettzeiten auch zu mehr Schlafzeiten führen. Das Gegenteil ist jedoch richtig: je länger jemand im Bett liegt, desto höher die Wahrscheinlichkeit für Wachphasen im Bett und je mehr Wachphasen, desto eher wird jemand sich selbst als schlafgestört empfinden.

Es kann ein Teufelskreis entstehen, wobei schlechter oder unzureichender Schlaf häufig zu ausgedehnteren Bettzeiten führt (zusätzlicher Tagschlaf oder verlängerte Bettzeit in der Nacht) was sich aber wiederum ungünstig auf die Schlaffähigkeit in der Nacht auswirkt.

Ein wichtiger aufrechterhaltender Faktor – neben anderen relevanten Faktoren – für die Schlafstörung von Frau G. ist die starke Verschiebung im Schlaf-Wach-Rhythmus am Wochenende mit der kurzen Wachzeit von 10 Stunden am Sonntag.

Um die Einschlafschwierigkeiten von mehreren Stunden, die regelmäßig in der Nacht von Sonntag auf Montag auftreten, zu beheben, muß Frau G. ihren Schlaf-Wach-Rhythmus wieder stabilisieren und auch am Wochenende früher aufstehen.

Bei Frau G. sind natürlich für die Behandlung ihrer Schlafstörung auch andere aufrechterhaltende Faktoren wie die Lärmbedingungen und insbesondere die Kognitionen (Erwartung bzw. Befürchtung der Schlaflosigkeit) als therapeutische Ansatzpunkte sehr relevant. Zu den kognitiven Interventionsmöglichkeiten s. Kap. 5.4.

Fallbeispiel:

Bei Frau G. begann die Schlafstörung als sie mit ihrem Freund eine Wohnung bezog. Während sie wie gewohnt zwischen 22.00–23.00 Uhr zu Bett ging, blieb ihr Freund häufig bis 2.00 Uhr morgens auf und hörte bis spät in die Nacht Musik im Nebenzimmer, wovon Frau G. öfter erwachte. Am Wochenende paßte sie sich mit den Schlafenszeiten ihrem Freund an und blieb am Sonntag häufig bis mittags gegen 12.00 Uhr im Bett. Besonders am darauffolgenden Abend, wenn sie wieder zwischen 22.–23.00 zu Bett ging, konnte sie stundenlang nicht einschlafen. Zusätzlich hatte Frau G. in dieser Zeit viel Streß am Arbeitsplatz und grübelte im Bett viel darüber nach. Ihr Schlaf wurde immer schlechter und sie begann, sich ernsthafte Sorgen zu machen. Sie wechselte den Arbeitsplatz und hatte am neuen Arbeitsplatz keinen Streß mehr und auch wieder Spaß an der Arbeit, trotzdem hatte sie jetzt täglich die Befürchtung, nicht schlafen zu können. Auch die Lärmbedingungen hatte sie dahingehend reguliert, daß ihr Freund in der Nacht nur noch leise Musik hörte, so daß sie im Schlafzimmer nichts mehr davon wahrnahm. Trotzdem: Je näher der Abend rückte, desto größer wurden ihre Befürchtungen, nicht schlafen zu können und desto aufgeregter wurde sie. Wenn sie im Bett lag, hörte sie ihr Herz laut und schnell schlagen und hatte das Gefühl, immer wacher zu werden.

Tagschlafepisoden müssen in die Berechnung der Gesamtschlafdauer einbezogen werden, da hierdurch der Nachtschlaf in den meisten Fällen entsprechend kürzer sein wird.

> **Fallbeispiel:**
>
> Herr M. hielt tagsüber zwischen 13.00 und 14.00 Uhr einen Mittagsschlaf, ging um 21.30 Uhr zu Bett und hatte häufig eine frühmorgendliche Wachphase zwischen 3.30 bis 5.30. Anschließend schlief er nochmal von 5.30 bis 6.30 Uhr. Die Gesamtschlafdauer dieses Patienten betrug 7 Stunden Nachtschlaf plus 1 Stunde Tagschlaf, eine Schlafdauer, die der Patient als durchaus ausreichend empfand. Belastend für diesen Patienten war das frühmorgendliche Erwachen. Der Nachtschlaf konsolidierte sich, als der Patient den Mittagschlaf wegließ und später am Abend zu Bett ging. Er hatte dadurch eine durchgehende nächtliche Schlafphase ohne frühmorgendliches Erwachen.

Mit den Teilnehmern werden anschließend die Regeln zur Schlaf-Wach-Rhythmus-Strukturierung besprochen:

> - Nur bei ausgeprägter Müdigkeit zu Bett gehen.
> - Morgens regelmäßig um die gleiche Zeit aufstehen (Wecker stellen), unabhängig von der Dauer des Nachtschlafs. Diese Regel gilt auch für das Wochenende.
> - Keine Nickerchen am Tag wie Mittagsschlaf oder Schlaf abends vor dem Fernseher.
> - Bei langen Bettzeiten und geringer Schlafdauer die Bettzeit insgesamt verkürzen (später zu Bett, früher aufstehen).
> - Keine Aktivitäten im Bett wie Fernsehen, Lesen, Essen o. ä., sondern das Bett nur zum Schlafen benützen. Davon ausgenommen sind sexuelle Aktivitäten.
> - Keine langen Wachphasen im Bett: wenn das Einschlafen längere Zeit nicht gelingt bzw. bei längeren Wachphasen in der Nacht, das Bett verlassen und einer *angenehmen* Tätigkeit nachgehen, z. B. im Wohnzimmer Musik hören oder lesen. Erst bei Müdigkeit wieder zurück ins Bett gehen. Diesen Schritt gegebenfalls mehrmals wiederholen.

Wichtig ist der Hinweis für die Teilnehmer, daß die Schlaf-Wach-Rhythmus-Strukturierung etwas Zeit braucht, bis sie wirkt. Die Patienten müssen darauf vorbereitet sein, daß sich ihr Schlaf nicht schon nach wenigen Tagen wieder verbessert, sondern daß sie einen längeren Atem haben müssen. Auch müssen sie in Kauf nehmen, daß sich bei Beginn dieser Strukturierung ihre Schlafzeit evtl. sogar etwas verkürzt (wenn sie morgens regelmäßig früh aufstehen) und der Körper einige Zeit braucht, sich an den neuen Rhythmus zu gewöhnen. Durch die verkürzte Bettzeit wird die Wahrscheinlichkeit für Schlaf während der Bettzeit erhöht. Eine ansteigende Schlafeffizienz (Anteil der Schlafzeit an der Bettzeit) wird in der Regel sehr positiv erlebt, da gerade die langen Wachphasen im Bett, häufig verbunden mit Grübeleien, Ärger, Wut oder Angst für die Patienten sehr frustrierend und belastend sind.

Da diese Therapiemaßnahme oftmals als mühsam empfunden wird und erst langfristig positive Auswirkungen zeigt, hat die Motivierung der Patienten bei diesem Therapieelement besonderen Stellenwert.

Um wieder zu einer engeren Koppelung zwischen Bett und Schlaf zu kommen, gelten zusätzlich folgende Regeln zur Stimuluskontrolle:

Der Therapeut weist darauf hin, daß bei vielen Schlafgestörten das Bett seinen Hinweischarakter für Schlaf verloren hat. Im Schlafzimmer und Bett werden häufig andere Aktivitäten ausgeführt wie Fernsehen, Essen, Grübeln, Akten bearbeiten etc. Hierdurch kann die Schlafumgebung schließlich zum Hinweisreiz gerade für diese Aktivitäten werden. Zunächst führt man diese Aktivitäten im Bett aus, weil man nicht schlafen kann, mit der Zeit aber bekommt das Bett einen Hinweischarakter gerade für diese Aktivitäten. Patienten berichten häufig, daß sie müde zu Bett gehen, im Bett jedoch immer wacher werden.

Durch den Verzicht auf andere Aktivitäten im Bett (ausgenommen Schlaf und Sexualität) soll die Kopplung zwischen Schlafumgebung und Schlaf wiederhergestellt werden.

Häufige Schwierigkeiten bei der Umsetzung der Schlaf-Wach-Rhythmus-Strukturierung sind folgende:
- die Patienten probieren die Regeln eine Nacht aus, schlafen in dieser Nacht aufgrund des zeitigen Aufstehens evtl. noch weniger als sonst und fallen sofort wieder in ihr altes Muster. Hier hilft die nochmalige Betonung, daß solche Veränderungen durchaus mühsam sind, sich der Erfolg aber zwangsläufig erst nach einiger Zeit, die man durchhalten muß, einstellen wird.
- die Patienten wissen oft nicht, was sie mit der gewonnenen Zeit anfangen sollen: hier sollte man mit den Patienten zusammen überlegen, was sie sinnvoll tun können, z. B. ein Hobby aufnehmen oder andere angenehme Dinge tun. Man kann fragen, wozu sie schon lange keine Zeit mehr hatten, was sie schon lange mal tun wollten.
- die Patienten fürchten um Aspekte der Lebensqualität wie z. B. am Wochenende lange im Bett liegen: die Regeln gelten für die Dauer der Schlafstörung und einige Zeit darüber hinaus. Wenn der Schlaf sich wieder konsolidiert hat und die Patienten keine Schlafstörung mehr haben, können sie vorsichtig ab und zu wieder von den Regeln abweichen, d. h. sonntags genauso früh wie werktags aufstehen zu müssen, gilt nicht lebenslang. Allerdings sollten sich arge 'Verwilderungen' des Schlaf-Wach-Rhythmus mit ständigen Verschiebungen und ausgeweiteten Bettzeiten natürlich nicht wieder einschleichen.

Im Anschluß daran werden weitere schlafhygienische Maßnahmen (s. u.) kurz besprochen bzw. auf die weiteren schlafhygienischen Regeln hingewiesen, die auch im Patientenband beschrieben sind.

Schlafhygienische Regeln

- **Nach dem Mittagessen keine coffeinhaltigen Getränke (Kaffee, Schwarztee, Cola)** mehr trinken. Coffein hat stimulierende Wirkung auf das Nervensystem und kann somit den Schlaf beeinträchtigen.

- **Alkohol weitgehend vermeiden** und keinesfalls als Schlafmittel einsetzen. Alkohol kann das Einschlafen zwar etwas beschleunigen, unterdrückt aber den Tief- und den REM-Schlaf. Hierdurch wird der Schlaf gegen Morgen oberflächlicher und durch Wachperioden unterbrochen.

- **Verzicht auf Appetitzügler,** da diese stimulierend auf das Nervensystem wirken.

- **Keine schweren Mahlzeiten** am Abend, denn durch die erhöhte Magen- und Darmtätigkeit kann der Schlaf unruhiger werden.

- **Regelmäßige körperliche Aktivität** wirkt sich günstig auf den Schlaf aus (erhöht die Tiefschlafanteile), sollte allerdings nicht in den Abendstunden ausgeübt werden, da die Körpertemperatur hierdurch wieder ansteigt, was das Einschlafen beeinträchtigen kann.

- **Allmähliche Verringerung geistiger und körperlicher Anstrengung vor dem Zubettgehen:** keine anstrengenden körperlichen oder geistigen Tätigkeiten direkt vor dem Schlafengehen ausüben, sondern den Tag ruhig ausklingen lassen.

- **Ein persönliches Einschlafritual** einführen, z. B. regelmäßig einen Spaziergang vor dem Zubettgehen machen, Entspannungsmusik hören o. ä. Der Schlaf soll an das Einschlafritual gekoppelt werden.

- **Im Schlafzimmer für eine angenehme Atmosphäre sorgen.** Das Schlafzimmer sollte richtig temperiert (ca. 16 Grad Celsius), dunkel und möglichst nicht sehr laut sein. Lärmquellen soweit es geht vermeiden, gegebenenfalls z. B. bei stark schnarchendem Ehepartner auch getrennte Schlafzimmer in Erwägung ziehen.

- **In der Nacht nicht auf den Wecker** oder die Armbanduhr schauen. Die Teilnehmer sollen ihren Wecker herumdrehen, so daß sich das Zifferblatt nicht in ihrem Gesichtskreis befindet. Hiermit sollen Gewöhnungsprozesse (z. B. regelmäßig zu einer bestimmten Zeit aufzuwachen) und sich-selbst-erfüllende Prophezeiungen durchbrochen werden und die Gelassenheit in der Nacht gefördert werden.

Die Regeln zur Schlafhygiene werden den meisten Teilnehmern schon vor der Therapie geläufig gewesen sein. Viele Patienten mißachten jedoch die eine oder andere dieser Empfehlungen, Sinn und Zweck dieser Regeln sollten daher kurz durchgesprochen und die Patienten motiviert werden, diese Regeln einzuhalten.

Manche Patienten berichten, daß die eine oder andere Regel nichts nütze. Sie hätten sie schon ausprobiert und nichts hätte sich geändert, daher könnten sie sie ruhig mißachten, z. B. Kaffekonsum am späten Nachmittag oder Abend. In solchen Fällen kann man der Beobachtung beipflichten, daß nicht jeder Kaffeekonsum am Nachmittag zu schlechtem Schlaf führen muß, daß sich das Einhalten dieser Regel zur Behandlung von Schlafstörungen allerdings bewährt habe.

Die Patienten sollen als Hausaufgabe die Regeln der Stimuluskontrolle und die schlafhygienischen Regeln anwenden. Hierzu soll unterstützend im Patientenband das Kapitel 'Regeln für einen gesunden Schlaf' durchgearbeitet werden.

Das Entspannungstraining mit Ruhebild soll weiterhin täglich – aber noch nicht im Bett – geübt werden; ebenso wird das Schlaftagebuch täglich weitergeführt.

Nach einem Ausblick auf die nächste Stunde folgt das Entspannungstraining.

5.4 Kognitive Kontrolle

Viele Schlafgestörte berichten, daß sie im Bett nicht von Gedanken abschalten können, daß sie viel grübeln, sich gedanklich im Kreise drehen. Schließlich registrieren sie, daß sie (noch) nicht schlafen und beginnen, über ihre Schlaflosigkeit nachzudenken. Dies führt bei vielen Patienten zu Ärger und Wut, schließlich gesellen sich oft noch Erwartungsängste hinzu, wie etwa, daß durch die Schlaflosigkeit die Gesundheit ernsthaften Schaden erleiden könnte oder Befürchtungen, am nächsten Tag nicht ausreichend leistungsfähig, konzentriert und emotional ausgeglichen zu sein. Solche Gedankenkreise sind für das Einschlafen hinderlich und viele Schlafgestörte kommen auf diese Weise in einen Teufelskreis einer Sich-selbst-erfüllenden Prophezeiung. Oft beschäftigen sie sich tagsüber schon mit Überlegungen, wie die kommende Nacht wohl werden wird und ob sie genug Schlaf finden werden. Je näher die Zeit des Zubettgehens rückt, desto aufgeregter und verpannter werden viele Insomniker.

In einer Studie von Heyden, Schmeck-Kessler & Schreiber (1984) wiesen Schlafgestörte signifikant höhere Werte in den Faktoren 'Focussing' (z. B. „Ich habe schon im Laufe des Tages Angst, abends wieder nicht schlafen zu können") sowie im Faktor 'Grübeln' (z. B. „Ich werde oft durch unnütze Gedanken belästigt, die mir immer wieder durch den Kopf gehen") auf als Nicht-Schlafgestörte.

Der Erklärungsansatz der 'Sich-selbsterfüllenden Prophezeiung' geht davon aus, daß Schlafstörungen durch einen Teufelskreis aus der Angst, nicht (ein-) schlafen zu können, und dem daraus resultierenden Versuch, den Schlaf willentlich herbeizuzwingen, aufrechterhalten werden. Dadurch, so die Vermutung, steigt die sympathische Erregung und wirkt antagonistisch zum Schlaf (Frankl 1975). Durch die vergeblichen Versuche, den Schlaf zu erzwingen, stellt sich häufig ein Gefühl der Hilflosigkeit gegenüber der eigenen Schlaffähigkeit ein.

Viele Patienten mit Schlafstörungen verlieren jede Gelassenheit gegenüber dem Schlaf und je mehr sie versuchen, Schlaf willentlich herbeizuwingen, desto weniger gelingt es ihnen zu schlafen. Diese schlafbehindernden Gedanken und Erwartungsängste bilden einen sehr starken aufrechterhaltenden Faktor für eine psychophysiologische Schlafstörung.

Selbst bei gesunden Schläfern führen Erwartungen, daß der Schlaf gestört werden könnte, zu schlechterem Schlaf. Torsvall und Akerstedt (1988) untersuchten gesunde Schiffsingenieure in den Nächten mit und ohne Rufbereitschaft. Es zeigte sich, daß der Schlaf in den Nächten mit Rufbereitschaft weniger Tief- und REM-Schlafanteile hatte und die Herzfrequenz höher war, wobei sich die meisten Effekte schon *vor* der eigentlichen Störung durch Telefonanrufe zeigten.

Da Insomniker den Fokus ihrer Aufmerksamkeit sehr stark auf den Schlaf legen und sich häufig – sobald sie im Bett liegen – genau selbst beobachten, verändert sich möglicherweise auch die Wahrnehmung: Schlafgestörte empfinden Gedanken beim Einschlafen stärker als Wachsein als Nicht-Schlafgestörte (Borkovec et al. 1981, Knab 1987). Ihre Gedanken sind häufig von negativerer, ängstlicherer und ärgerlicherer Art als bei Personen ohne Schlafstörungen (Coursey, Buchsbaum und Frankel 1975). Sollen Schlafgestörte einschätzen, ob sie eher aufgrund körperlicher oder kognitiver Erregung vom Schlafen abgehalten werden, zeigt sich ein größerer Einfluß kognitiver Faktoren (Lichstein und Rosenthal 1980, Nicassio et al. 1985).

Haynes et al. (1981) stellten fest, daß Insomniker, die während der Einschlafphase rückwärts von 347 in 18-er Schritten zählen sollten, subjektiv schneller einschliefen als in den Nächten zuvor ohne eine solche kognitive Aufgabe. Durch diese kognitive Aufgabe wurden sie wahrscheinlich von ihren sonst schlafbehindernden Gedanken und Gefühlen abgelenkt, so daß sie ihre Einschlafzeit als kürzer empfanden.

Die Kognitionen bilden somit einen sehr wichtigen Ansatzpunkt für die Therapie psychophysiologischer Insomnien auf verschiedenen Ebenen:

- **Erkennen gedanklicher Teufelskreise** und Sich-selbst-erfüllender Prophezeiungen als die Schlafstörung aufrechterhaltende Faktoren
- **Präventionsmaßnahmen** gegen Grübeln im Bett: freudige Ereignisse und Probleme des Tages sollen abends vor dem Zubettgehen überdacht werden und ein Tagesplan für den nächsten Tag erstellt werden
- Durchbrechen von Grübelkreisläufen im Bett durch **Ablenkungstechniken** mit Gedankenstopp und Herbeiführen angenehmer Vorstellungen (Ruhebild und Phantasiereisen)
- **Kognitives Umstrukturieren** dysfunktionaler Gedanken und Erwartungen

5.4.1 Vierte Therapiesitzung: Kognitive Kontrolle I: Tagebuchstunde, Gedankenstuhl, Gedankenstopp

- Tagesordnung
- Blitzlicht
- Besprechen der Hausaufgaben
- Thema der Stunde: Kognitive Kontrolle I
- Hausaufgaben:
  - Anwendung o.g. kognitiver Kontrolltechniken
  - Schlafprotokoll führen
  - Materialien 'Gedankliche Kontrolltechniken I' durcharbeiten
- Ausblick
- Entspannungstraining

Nach Bekanntgabe der Tagesordnung und dem Blitzlicht werden die Hausaufgaben besprochen. Jeder Teilnehmer schildert die Erfahrungen mit der Schlaf-Wach-Rhythmus-Strukturierung und den weiteren schlafhygienischen Regeln.

Die Umstrukturierung des Schlaf-Wach-Rhythmus ist für viele Patienten eine sehr schwierige Verhaltensänderung, daher ist eine ausführliche Besprechung der Hausaufgaben wichtig. Jeder Patient sollte ausreichend Gelegenheit bekommen, über die Durchführung dieser Maßnahmen und Erfahrungen zu berichten. Da einige Patienten der Gruppe erfahrungsgemäß schon nach einwöchiger Umstellung ihres Rhythmus gute Erfolge erzielen, können diese Patienten berichten, wie sie aufgetretene Schwierigkeiten bewältigt haben. Dies hat Modellcharakter für die anderen Teilnehmer, wirkt häufig sehr motivierend und läßt die Durchführung machbar erscheinen. Es wird noch einmal betont, daß diese Regeln nicht kurzfristig, sondern erst nach einiger Zeit wirken und die Teilnehmer werden ermutigt, diese Regeln im Alltag umzusetzen.

Anschließend berichten die Patienten, welche Gedanken sie sich im Bett machen, ob sie gedanklich abschalten können oder während des Einschlafens und nächtlicher Wachphasen grübeln. Auch die Gedanken zum Schlaf bzw. über die Schlaflosigkeit am Tage sollten erfragt werden; der Therapeut sollte sich auch die Abendstunden vor dem Zubettgehen schildern lassen. Bei vielen Patienten zeigt sich mit dem Näherrücken des Zubettgehens eine zunehmende Angst, die häufig begleitet ist von körperlichem und geistigem Arousal. Sobald sie im Bett liegen, führt die Erwartungsangst vor dem schlechten Schlaf dazu, daß sie sich wieder hellwach fühlen und nicht schlafen können.

Dieser Teufelskreis aus Grübeln, Registrieren der Schlaflosigkeit, willentlicher Anstrengung zu schlafen mit daraus resultierender schlechter Schlafqualität wird besprochen. Hierzu kann die Darstellung des kognitiven Teufelskreises herangezogen werden (Abb. 15).

Die Patienten sollen lernen, zu erkennen, daß sie sich häufig in einem solchen oder ähnlichen Teufelskreis befinden. Dieser Teufelskreis ist nicht zu durchbrechen durch die willentliche Anstrengung, zu schlafen – wie viele Patienten es versuchen –, sondern gerade im Gegenteil durch mehr Gelassenheit dem Schlaf gegenüber. Wieder mehr Gelassenheit zum eigenen Schlaf zu bekommen, ist daher ein zentrales Therapieziel.

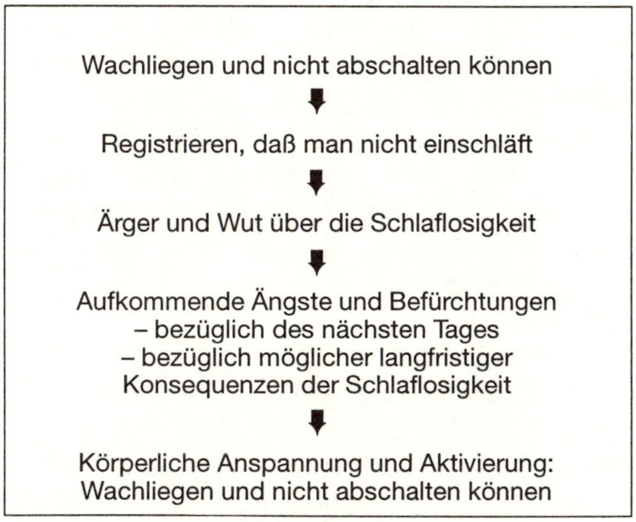

Zur Prävention gegen Grübeln im Bett sollten die Patienten allabendlich regelmäßig eine 'Tagebuchstunde' durchführen: dann ist Gelegenheit, Tagesereignisse zu überdenken und Planungen für den nächsten Tag zu machen. Dies ist insofern wichtig, weil viele Schlafgestörte tagsüber Probleme verdrängen, diese Gedanken im Bett schließlich nicht mehr zurückdrängen können und quälend hin- und herwälzen. Daher ist es sinnvoller, sich schon vor dem Zubettgehen damit auseinanderzusetzten. Als Technik zur Problemlösung kann man den Patienten das Vorgehen nach D'Zurilla und Goldfried (1971) erklären:

1. Genaue Problembeschreibung
2. Langfristige und kurzfristige Ziele überlegen
3. Sammeln von Lösungen ohne sofortige Bewertung der Realisierbarkeit
4. Bewerten der Lösungsmöglichkeiten nach ihrer Realisierbarkeit und ihren Konsequenzen
5. Auswahl der sinnvollsten Lösung
6. Überlegen konkreter Handlungsstrategien zur Durchführung dieser Lösung
7. Durchführen des Handlungsplans
8. Auswertung des Ergebnisses

Eine Beschreibung der Vorgehensweise findet sich auch im Patientenband. Wichtige Aspekte, Unerledigtes, gute Einfälle, Termine, die nicht vergessen werden dürfen etc. sollen aufgeschrieben und somit gegen das Vergessen 'gesichert' werden.

Diese 'Tagebuchstunde' sollte – wenn möglich – nicht im Schlafzimmer und kei-

---

Wachliegen und nicht abschalten können
⬇
Registrieren, daß man nicht einschläft
⬇
Ärger und Wut über die Schlaflosigkeit
⬇
Aufkommende Ängste und Befürchtungen
– bezüglich des nächsten Tages
– bezüglich möglicher langfristiger Konsequenzen der Schlaflosigkeit
⬇
Körperliche Anspannung und Aktivierung: Wachliegen und nicht abschalten können

Abb. 15. Kognitiver Teufelskreis

nesfalls im Bett stattfinden, sondern räumlich und zeitlich vom Schlaf getrennt sein. Die Patienten sollen sich einen Stuhl oder Sessel als 'Gedankenstuhl' aussuchen, wo sie Tagesereignisse und anstehende Dinge überdenken. Hierzu können mitunter auch banale Dinge gehören, wie z. B. was man am nächsten Tag anzieht. In diese 'Tagebuchstunde' auf dem 'Gedankenstuhl' gehören alle Überlegungen, die die Patienten gewöhnlicherweise mit ins Bett nehmen.

Die 'Tagebuchstunde' sollte nicht direkt vor dem Zubettgehen liegen, dazwischen sollten angenehme, entspannende Tätigkeiten eingeplant werden.

Eine Technik, die die Patienten direkt im Bett anwenden können, sobald sich das Grübeln einstellt, ist das „Gedankenstoppen". Bemerken die Patienten im Bett, daß sie anfangen zu grübeln, sollen sie entscheiden, für wie wichtig sie die momentanen Überlegungen halten:
- bei sehr wichtigen, unaufschiebbaren Gedanken oder Einfällen, bei denen die Patienten befürchten, diese womöglich bis zum nächsten Morgen vergessen zu haben, sollen sie wieder aufstehen, sich in ihren 'Gedankenstuhl' setzen und das Problem überdenken bzw. wichtige Einfälle aufschreiben.
- bei lästigen Gedankenkreisen sollen sie die Technik des 'Gedankenstopp' anwenden. Sobald man sich beim Grübeln ertappt, sagt man sich immer wieder sofort 'Stopp' (innerlich oder leise vor sich hin). Nach diesem Gedankenstopp sollen die unangenehmen Grübeleien ersetzt werden durch angenehme Gedanken: die Patienten können hierzu an ihr Ruhebild denken bzw. das Ruhebild ausbauen zu einer Phantasiereise. Hierzu sollte der Therapeut wenn nötig Hilfestellung leisten. Die meisten Patienten beherrschen in dieser Sitzung das Ruhebild schon recht gut, so daß man mit ihnen in der Therapiesitzung daraus eine kleine Geschichte entwickeln kann.

Eine weitere Möglichkeit der Ablenkung nach dem Gedankenstopp besteht im Durchführen des Entspannungstrainings: Diejenigen Patienten, die sich inzwischen gut mit dem Training entspannen können, dürfen dies jetzt auch im Bett einsetzen. Hierbei können die Patienten auch eine Kurzform des Entspannungstrainings anwenden, indem sie nur die Entspannung (unter Auslassung der Anspannungskomponenten) durchführen (s. auch Patientenband):

Kurzform der Muskelentspannung im Bett

Da Sie inzwischen einige Übung in der progressiven Muskelentspannung haben, können Sie im Bett eine verkürzte Variante ausprobieren. Bei dieser verkürzten Form lassen Sie die *Anspannung* weg und versuchen, die einzelnen Muskelgruppen nacheinander zu *entspannen*.

Holen sie tief Luft und gehen Sie in Gedanken die einzelnen Muskelgruppen durch: die Hände und Finger, Unterarme, Oberarme, die Stirn, die Augen, die Nase, die Lippen und den Unterkiefer, den Nacken und Hals, die Schultern, den Rücken, die Brust, den Bauch, die Oberschenkel, Unterschenkel und Füße. Fühlen Sie in jeder Muskelgruppe die Entspannung in Form von Schwere und Wärme.

Sollten Sie in einzelnen Muskelgruppen noch Verspannungen spüren, können Sie diese Muskeln auch kurz anspannen und wieder entspannen, um eine noch tiefere Entspannung zu erreichen.

Die Patienten sollen als Hausaufgaben die 'Tagebuchstunde' und den 'Gedankenstuhl' einführen. Patienten, die häufig aktuelle Probleme im Bett durchdenken und davon nicht abzuschalten vermögen, können das systematische Problemlösen anwenden.

Der Gedankenstopp mit anschließendem Ruhebild/Phantasiereise bzw. mit anschließendem Entspannungstraining soll durchgeführt werden. Das Schlafprotokoll wird täglich weitergeführt.

Nach einem Ausblick auf die kommende Sitzung folgt das Entspannungstraining mit Ruhebild.

5.4.2 Fünfte Therapiesitzung: Kognitive Kontrolle II: Kognitives Umstrukturieren dysfunktionaler Gedanken

- Tagesordnung
- Blitzlicht
- Besprechen der Hausaufgaben
- Thema der Stunde: Kognitive Kontrolle II
- Hausaufgaben:
  - Anwendung o. g. kognitiver Kontrolltechniken II: gedankliches Umstrukturieren schlafbehindernder Gedanken
  - Schlafprotokoll führen
  - Im Patientenband 'Gedankliche Kontrolltechniken II' durcharbeiten
- Ausblick
- Entspannungstraining

Bei schlafgestörten Patienten finden sich meistens viele dysfunktionale Kognitionen, die die Schlafstörung aufrechterhalten. Hierzu gehören:
- Falsche Erwartungen an den Schlaf (z. B. „Acht Stunden Schlaf braucht der Mensch".)
- Falsches oder mangelhaftes Wissen über den Schlaf (z. B. „Der Schlaf vor Mitternacht ist der gesündeste".)
- Befürchtungen kurzfristiger Konsequenzen der Schlaflosigkeit (z. B. „Wenn ich nicht genug oder ausreichend tief schlafe, bin ich am nächsten Tag nicht leistungsfähig".)
- Befürchtungen langfristiger Konsequenzen der Schlaflosigkeit

(z. B. „Schlechter Schlaf führt zu schwerwiegenden Erkrankungen".)
- Attribution negativer Tagesaspekte auf die Schlafstörung
(z. B. „Weil ich schlecht geschlafen habe, bin ich heute so gereizt oder niedergestimmt oder unkonzentriert etc.")
- Hilflosigkeitsgefühl gegenüber der Schlafstörung
(„Die Schlaflosigkeit macht mich noch verrückt", „Ich weiß nicht mehr, was ich gegen meine Schlafprobleme noch tun kann, ich bin ein hoffnungsloser Fall".)

Viele Insomniker neigen zum Katastrophisieren und zur Übergeneralisierung und haben sich im Laufe ihrer Schlafstörung eine sehr stabile und globale (übergeneralisierte) negative Sichtweise bzgl. ihres Schlafes angeeignet.

Vorbereitet wurde das kognitive Umstrukturieren schon in den vorangegangenen Sitzungen durch folgende Vorgehensweisen:
- Arbeit mit dem Schlaftagebuch:
Übung in differenzierter Wahrnehmung des Schlafes. Wahrnehmung guter und mittelmäßiger Nächte, Entzerrung des Zusammenhangs zwischen Schlaf und Tagesbefindlichkeit.
- Informationen zu Schlaf und Schlafstörungen (s. Kap. 5.2):
Entlastung von Befürchtungen wie gesundheitsschädigende Wirkung der Schlaflosigkeit, Korrektur falscher Erwartungen, vermeintlicher Standards und falscher Informationen über den Schlaf und die Schlafstörung und deren Auswirkungen.

In diesem Abschnitt der Therapie sollen die Patienten aufgrund einer differenzierteren Wahrnehmung und der Entlastung von Befürchtungen lernen, insgesamt wieder eine gelassenere Haltung gegenüber ihrem Schlaf zu bekommen und vorhandene Hilflosigkeitsgefühle abzubauen.

Der Therapeut bittet die Patienten, die Gedanken zu schildern, die sie sich tagsüber und während der Nacht zu ihrem Schlaf und ihrer Schlafstörung machen bzw. gemacht haben. In einer zweiten Runde sollen die Patienten anhand ihres jetzigen Wissens und den Erfahrungen mit den bisherigen Therapiestunden einschätzen, für wie realistisch sie ihre Erwartungen und Befürchtungen halten. Danach werden gemeinsam konstruktive gedankliche Alternativen gesucht, wobei sich die Patienten gegenseitig Hilfestellung geben sollen.

Beispiele für negative und konstruktive Erwartungen an den Schlaf sind in Tabelle 7 aufgeführt.

Die Patienten sollen als Hausarbeit ihre Gedanken, Erwartungen und Befürchtungen bezüglich des Schlafs genau beobachten, aufschreiben und sich konstruktive Alternativen überlegen. Hierzu kann das entsprechende Kapitel im Patientenband herangezogen werden. Das Schlafprotokoll wird weitergeführt.

Danach wird den Patienten ein Ausblick auf die Abschlußsitzung gegeben, in der es um eine zusammenfassende Analyse der individuell aufrechterhaltenden Bedingungen gehen wird. Zudem soll der zukünftige Umgang mit akuter Schlaflosigkeit bzw. Phasen schlechteren Schlafs diskutiert werden.

5.5 Sechste Therapiesitzung: Abschlußsitzung

In dieser Sitzung wird nach dem Überblick über die Sitzung und der Hausaufgabenbesprechung das 'Modell aufrechterhaltender Faktoren für eine Insomnie' (s. Abb. 5) durchgesprochen. Die Patienten sollen diejenigen Aspekte, die auf sie selbst zutreffen, benennen. („Was denken Sie: finden Sie sich in diesem Modell wieder? Welche Faktoren sind oder waren für ihre Schlafstörung entscheidend? Gibt es weitere Fakoren?").

Tabelle 7. Negative schlafbezogene Gedanken und Erwartungen und konstruktive Alternativen

Negative Gedanken u. Erwartungen	Konstruktive Alternative
„Acht Stunden Schlaf braucht der Mensch."	„Die Spannbreite der benötigten Schlafdauer ist individuell sehr unterschiedlich. Zudem gibt es bei jedem auch individuelle Schwankungen, auch gute Schläfer haben schlechte Nächte."
„Wenn ich nicht genug oder aus reichend tief schlafe, bin ich morgen nicht leistungsfähig."	„Meine Leistungsfähigkeit ist nicht nur vom Schlaf, sondern auch von anderen Faktoren abhängig, es war schon öfter so, daß ich auch nach einer schlechten Nacht einiges geleistet habe."
„Jetzt muß ich aber doch endlich einschlafen, andere haben doch auch keine Probleme mit dem Schlaf, das kann einen ja richtig wütend machen..."	„Sich über die Schlaflosigkeit zu ärgern, macht es auch nicht besser, der Ärger ist im Grunde noch stressiger als eine Nacht mit weniger Schlaf."
„Jetzt liege ich schon eine Stunde hier wach herum: das wird wohl eine miserable Nacht werden."	„Ich bleibe jetzt ruhig liegen, entspanne mich und genieße die Nacht. Der Schlaf wird schon kommen."
„Die Schlaflosigkeit macht mich noch verrückt, ich weiß nicht mehr, was ich noch tun soll."	„Es gibt gute und schlechte Nächte, jetzt warte ich mal ab, entspanne mich und denke an mein Ruhebild. Auch eine schlechte Nacht ist keine Katastrophe."

Schließlich werden die Teilnehmer gefragt, ob sie denken, daß ihre Schlafstörung wiederkommen könnte (weiter bestehen bleibt) und was sie im Falle eines Rückfalls tun würden. Wichtig ist es zu verdeutlichen, daß fast alle Menschen Schlafstörungen kennen und es nicht zu erwarten ist, daß nie wieder Schlafprobleme auftreten werden, selbst wenn es im Augenblick zu einer guten Besserung gekommen ist. Kurzfristige Schlafstörungen sind nicht ungewöhnlich und müssen nicht die Rückkehr der früheren Schlafstörung bedeuten. Daher: mit neu auftretenden Schlafstörungen möglichst gelassen umgehen, sich z. B. erneut den Patientenband durchlesen und die entsprechenden Maßnahmen wieder anwenden.

Patienten, die noch keine wesentliche Besserung ihrer Symptomatik erleben, sollen ermutigt werden, die in der Therapie vermittelten Maßnahmen weiter durchzuführen. Der Therapeut weist darauf hin, daß die psychotherapeutischen Therapieelemente bei manchen Patienten etwas längere Zeit brauchen, um zum Erfolg zu führen und es daher nach dieser kurzen Therapiedauer noch nicht abzuschätzen ist, wie der weitere Verlauf sein wird. Die Patienten sollten auf solche verzögerten Besserungen hingewiesen und motiviert werden, die verschiedenen Therapiemaßnahmen auch nach Beendigung der Gruppe weiterhin regelmäßig anzuwenden.

Als günstig hat sich in unseren Gruppen eine Katamnese-Sitzung etwa drei Monate nach Abschluß der Therapie erwiesen. Die Patienten haben in den drei Monaten ausreichend Zeit, das in der Therapie vermittelte Wissen und die empfohlenen Techniken umzusetzen und längerfristige Erfahrungen hiermit zu sammeln. Bei vielen Patienten, die am Ende der Therapie noch über keine Besserung ihres Schlafes berichten können, ändert sich das Bild in der Dreimonatskatamnese oftmals vollständig und es sind bei einem großen Teil der Patienten gute Besserungen ihres Schlafes zu verzeichnen.

5.6 Fallbeispiele

Im folgenden werden 4 Patienten, die an der Kurzzeit-Gruppentherapie teilgenommen haben, im Einzelfall dargestellt, wobei die erste Patientin exemplarisch ausführlicher dargestellt wird. Es werden 3 Patientinnen mit unterschiedlichen Insomnien (Einschlafstörung: Frau L., Durchschlafstörung: Frau K., Phasenweise auftretende Insomnie: Frau F.), die sich im Rahmen der Therapie gut gebessert haben, beschrieben, sowie eine Patientin (Frau M.), bei der sich die Schlafqualität im Laufe der Therapie kaum veränderte.

1. Frau F.

Frau F., eine 24jährige Arzthelferin, stellte sich in unserer Schlafambulanz mit der Bitte um Behandlung massiver Ein- und Durchschlafstörungen vor. Sie schilderte, daß sie in den letzten Wochen – manchmal sogar mehrere Nächte hintereinander – gar keinen Schlaf mehr finden würde. Eine zwischendurch eingeleitete Hypnotikabehandlung war von gutem Erfolg begleitet. Da die Patientin jedoch Angst hatte, von Schlafmitteln abhängig zu werden, hatte sie die Hypnotika abgesetzt. Sie wandte sich nun mit der dezidierten Bitte an uns, die Ursache ihrer Schlafstörungen aufzuklären und ihr nicht-medikamentöse Behandlungsmöglichkeiten anzubieten.

Familienanamnese

Familienanamnestisch waren bei der Patientin im engeren oder weiteren Familienkreis keine Hinweise auf Schlafstörungen bzw. psychiatrische Erkrankungen zu eruieren. Die Patientin, die nicht mehr zu Hause lebte, schilderte zudem guten Kontakt zu den Eltern und den Geschwistern.

Biographie und Krankheitsentwicklung

Die Patientin berichtete über eine – soweit ihr bekannt – unauffällige Geburt und frühkindliche Entwicklung. Sie besuchte den Kindergarten, anschließend die Grundschule, machte dann die Mittlere Reife und anschließend eine Ausbildung zur Arzthelferin. Seit Beendigung der Ausbildung war sie ununterbrochen in diesem Beruf tätig.

Über den privaten Bereich berichtete die Patientin, daß sie seit vier Jahren einen festen Partner habe, mit dem sie zusammenlebe. Ihrer Ansicht nach sei die Partnerschaft unproblematisch. Als Perspektive stellte sich die Patientin eine spätere Heirat und Gründung einer Familie mit Kindern vor.

Die Patientin schilderte im Erstgespräch, daß vor acht Jahren, d. h. also mit 17 Jahren erstmals massive Schlafstörungen wie aus heiterem Himmel aufgetreten seien. Damals habe diese Phase mehrere Wochen angedauert, sie habe überhaupt keinen Schlaf mehr finden können. Seit dieser Zeit leide sie jedes Jahr unter einer Phase von vier bis fünf Monaten, in der der Schlaf massiv beeinträchtigt sei. Sie sei sehr beunruhigt durch die für sie nicht kontrollierbare Schlaflosigkeit, habe manchmal auch das Gefühl „verrückt" zu werden. Verschiedene vom Hausarzt der Patientin durchgeführte Voruntersuchungen wie Routine-Labor, Computertomogramm und EEG ergaben keinerlei Hinweise auf einen auffälligen Befund. Ebenso konnten akut keine Belastungssituationen ausfindig gemacht werden.

Psychopathologischer Befund

Psychopathologisch wirkte die Patientin abgesehen von einer Zentriertheit auf ihre Schlafstörung unauffällig. Insbesondere ergaben sich keinerlei Hinweise auf eine depressive Erkrankung, die ursächlich für die Schlafstörungen sein könnte. Die Patientin gab auch an, daß sie zwar tagsüber unter ihrer Schlaflosigkeit leide, daß es jedoch kein objektiv faßbares Leistungsdefizit gäbe.

Schlafanamnese und -diagnostik

Die Patientin brachte zum Erstgespräch in die Ambulanz das ihr vorher zugesandte Schlaftagebuch mit. Daraus ging hervor, daß sie in den 14 Tagen vor Konsultation keine Schlafmedikation eingenommen hatte. Die Patientin ging in der Regel um 23 Uhr / Mitternacht zu Bett und mußte unter der Woche um 7 Uhr morgens aufstehen. Insgesamt fanden sich über dem 14tägigen Protokollzeitraum nur zwei Nächte, die die Patientin von der Schlafqualität her als befriedigend einstufte. In fünf Nächten gab die Patientin an, überhaupt keinen Schlaf gefunden zu haben, während die verbleibenden Nächte durch zum Teil subjektiv sehr lang empfundene Wachliegezeiten während des Einschlafens (bis zu drei Stunden) charakterisiert waren. Akute Auslöser, wie etwa berufliche oder familiäre Belastungssituationen, waren der Patientin nicht aufgefallen. Sie konnte keinerlei Zusammenhänge zwischen ihren Schlafstörungen und dem Tagesgeschehen herstellen.

Im Pittsburger Schlafqualitätsindex erzielte die Patientin mit einem Gesamtwert von 15 einen gegenüber der Norm deutlich erhöhten Wert, besonders die Skalen Schlafqualität, Schlaflatenz, Schlafdauer und Schlafeffizienz waren massiv beeinträchtigt. Im Rahmen eines Forschungsprojektes wurde die Patientin auch für zwei Nächte im Schlaflabor untersucht. Dabei ergaben sich Schlafeffizienzen von 88 bzw. 80 % und eine totale Schlafzeit von 380 bzw. 420 Minuten. Die Einschlafzeit lag bei 21 bzw. 15 Minuten, es traten 20 bis 22 sehr kurze Wachperioden auf. Die Tiefschlafanteile waren im Vergleich zur Norm etwas reduziert, der REM-Schlafanteil war normal. Hinweise auf nächtliche Myoklonien bzw. Atemregulationsstörungen konnten nicht gefunden werden.

In der subjektiven Einschätzung der beiden Nächte im Schlaflabor differierte die Patientin deutlich, sie hatte den Eindruck, nur etwa drei bis vier Stunden geschlafen zu haben. Die objektiven Befunde hatten jedoch gezeigt, daß die Patientin zwischen sechseinhalb und sieben Stunden in beiden Nächten geschlafen hat. Zusätzlich durchgeführte organische Untersuchungen (Labor, EEG) waren wiederum unauffällig.

Zusammenfassende Beurteilung

Aufgrund der Schilderung der Vorgeschichte der Patientin und der von uns erhobenen Befunde im Schlaflabor stellten wir bei der Patientin die Diagnose einer primären / psychophysiologischen Insomnie. Eine momentane organische Erkrankung konnte durch unsere umfangreichen Untersuchungen ausgeschlossen werden, ebenso ergab sich kein Hinweis auf eine psychiatrische Erkrankung wie etwa eine Depression. Die Patientin fiel zudem durch die Diskrepanz zwischen den objektiven im Schlaflabor erhobenen Befunden und der subjektiven Einschätzung ihres Schlafes auf. Zudem zeigte die Patientin eine Zentrierung auf das Symptom Schlafstörung und viele damit verbundene Ängste. Mit der Patientin wurde nach den Schlaflaboruntersuchungen das Konzept der primären / psychophysiologischen Insomnie besprochen und ihr der Vorschlag gemacht, an unserem Kurzzeitprogramm, das Gegenstand dieses Buches ist, teilzunehmen. Die Patientin, die vor allen Dingen den dezidierten Wunsch hatte, ohne Hypnotika auszukommen, war dazu sehr motiviert.

Therapie

In einer ersten Einführungssitzung wurde die Patientin zusammen mit den anderen Gruppenteilnehmern über den Ablauf des Therapieprogramms aufgeklärt. Zeitlich konnte sie es gut einrichten, an den über einen Zeitraum von sechs Wochen stattfindenden Gruppensitzungen teilzunehmen. Schon in der Vorbesprechung entstand der Eindruck, daß die Patientin es als erleichternd empfand, mit an der selben Störung wie sie leidenden Patienten zusammen zu sein.

Sie war den verschiedenen Therapiemaßnahmen gegenüber sehr aufgeschlossen und konnte sich sehr schnell mit der Technik der Muskelentspannung nach Jakobson vertraut machen. Sie schilderte, daß sie die Muskelentspannung als wesentlich hilfreicher als autogenes Training erlebe, was sie bereits einmal probiert habe. Zentral für diese Patientin schien uns die Vermittlung der kognitiven Techniken zur Reduktion des Focussierens auf die Schlafstörung und auf mögliche negative Konsequenzen der Schlafstörung. Ratschläge, wie etwa des nachts nicht auf den Wecker zu schauen, und Techniken um nächtliche Grübeleien, insbesondere auf den Schlaf zentrierte Gedanken, zu unterbinden, wurden von ihr sehr positiv aufgenommen. Die Patientin gelangte selbst im Verlauf der letzten Sitzungen spontan zu der Einschätzung, daß sie eventuell ihre Schlaflosigkeit massiv überschätzt habe. Insbesondere wurde sie gelassener gegenüber den Symptomen und berichtete damit einhergehend über eine deutliche Reduktion subjektiv erlebter Schlaflosigkeit. Ebenso besserte sich die Tagesbefindlichkeit. Insgesamt zeigte sich im Pittsburger Schlafqualitätsindex (PSQI, Buysse et al. 1989) eine Reduktion von 15 auf 7 Punkte nach Beendigung der Therapie und eine weitere Besserung auf 4 Punkte nach der Dreimonatskatamnese. Die subjektiv erfaßte Schlafeffizienz lag zu Beginn der Therapie bei 20 %, am Ende bei 83 %, in der Katamnese bei 96 %.

Im BDI sank der Depressionsscore von 11 auf 3 und war mit einem Punktwert von 4 bei der Dreimonatskatamnese stabil geblieben. In den Fragebögen zu schlafspezifischen Kognitionen und Grübeleien (FEPS II: Fragebogen zur Erfassung von Persönlichkeitsmerkmalen Schlafgestörter, Hoffmann et al., im Druck) wies die Patientin deutliche Veränderungen im Sinne einer Reduktion auf: Das Focussieren auf die Schlafstörung sank von Prozentrang 51 (Beginn der Therapie) zu 12 (Ende der Therapie) und 1 (Katamnese); das Grübeln war schon zu Beginn der Therapie nicht im auffälligen Bereich und sank leicht ab während der Therapie.

Erfreulich war zudem, daß die Patientin nicht nur nach Therapieende nach sechs Wochen über eine Besserung ihrer Schlafstörungen berichtete, sondern daß diese Effekte sich auch über den Dreimonatszeitraum bis zur Katamnese stabilisierten bzw. noch weiter verbesserten. Insgesamt schilderte sie, ihre Schlafstörungen nun weitaus besser im Griff zu haben und selbst nun Möglichkeiten an der Hand zu haben, bei wieder auftretenden Schlafstörungen gegenzusteuern.

2. Frau K.

Anamnese und biographische Situation

Frau K., 54jährige Sekretärin in einer Hauptschule, verheiratet, bekam Durchschlafstörungen, als ihre erwachsene Tochter, einziges Kind des Ehepaars, zu Hause auszog, um im Ausland zu studieren. Sie wachte häufig nachts auf und dachte viel im Bett über ihre neue Situation nach und konnte nicht wieder einschlafen. In den ersten Wochen der Trennung machte sie sich viele Gedanken und Sorgen um ihre Tochter, die sie bis dahin immer in ihrer Nähe hatte. Als Frau K. in die Schlafsprechstunde kam, lag der Auszug der Tochter schon 3 Jahre zurück und sie konnte diese Situation, d. h. die Tochter nicht mehr in der Nähe zu haben, inzwischen gut hinnehmen. Ihre Ehe schilderte sie als problemlos.

Sie war mit ihrer Arbeit insgesamt zufrieden, fühlte sich jedoch in der Schule für alles verantwortlich und konnte hiervon nachts nicht abschalten, sondern durchdachte im Bett den vergangenen Tag und überlegte, was sie am nächsten Tag alles zu tun haben würde. Einerseits fühlte sie sich manches Mal überfordert, da sie der Meinung war, daß alles an ihr hängen bliebe, andererseits konnte sie nur sehr schlecht Arbeiten an ihre Kollegin abgeben.

Sie entwickelte eine immer stärker werdende Angst vor dem Nicht-schlafen-können und dachte während des Tages schon mit großer Sorge an die Nacht. Regelmäßig wachte sie zwischen 1.30 und 2.00 Uhr morgens auf, schaute dann sofort voller Erwartungsangst auf ihren Wecker und fühlte sich hilflos und ohnmächtig bei der Bestätigung, daß sie scheinbar grundlos jede Nacht zur selben Zeit erwachte.

Sie lag dann stundenlang wach im Bett, um am frühen Morgen, kurz vor dem Weckerklingeln, erschöpft noch einmal kurz in Schlaf zu fallen. Schlafmittel nahm Frau K. nicht ein.

Sie stellte sich im Laufe der Chronifizierung ihrer Schlafstörung zunehmend schon während des Tages vor, daß sie ohne ausreichenden Schlaf in der kommenden Nacht am darauffolgenden Tag nicht genug leisten könne und dann nervös und gereizt werde. Um genügend Schlaf zu bekommen, schränkte sie Verabredungen, die voraussichtlich länger als 21.30 Uhr dauern würden, vollkommen ein, um pünktlich gegen 22.00 Uhr zu Bett gehen zu können. War sie ausnahmsweise etwas verspätet zu Bett gegangen, hatte sie das Gefühl, gar nicht mehr schlafen zu können. In solchen Nächten hatte sie nicht nur Durchschlaf-, sondern auch Einschlafprobleme.

Um Schlaf nachzuholen, hielt sie täglich nachmittags ein Nickerchen unterschiedlicher Länge, in der Regel 20–40 Minuten. Hierbei kam es jedoch auch öfter vor, daß sie bis zu zwei Stunden liegenblieb.

Zu Therapiebeginn hatte sie einen PSQI-Gesamtscore (Pittsburgher Schlafqualitätsindex, Buysse et al. 1989) von 12, gab eine Schlafdauer von 5,5 Stunden bei einer Bettzeit von 8 Stunden an, d. h. die Schlafeffizienz (Anteil der Schlafzeit während der Bettzeit) betrug 68 %. Im BECK Depressions Inventar lag sie zu Beginn der Therapie bei einem Punktwert von 18.

Therapie

Die Muskelentspannung und das Ruhebild empfand Frau K. als sehr angenehm und beruhigend nach ihren anstrengenden Vormittagen in der Schule.

Aus schlafhygienischer Sicht wäre es günstig gewesen, Frau K. hätte ihren Mittagsschlaf ganz gestrichen oder aber die nächtliche Bettzeit reduziert. Auf das Weglassen des Mittagsschlafs konnte sie sich nicht einlassen. Wir fanden mit ihr den Kompromiß, die Dauer des Mittagsschlafs auf maximal 20 Minuten zu begrenzen, wozu sie sich einen Wecker stellte. So konnte sie vermeiden, daß sie, wie es ihr zuvor öfter passierte, ungewollt erst nach eineinhalb bis zwei Stunden wieder erwachte. Wichtig für Frau K. war zudem, daß sie vor dem Zubettgehen sich gedanklich auf den nächsten Tag vorbereitete. Hierzu setzte sie sich abends für eine halbe Stunde an ihren Schreibtisch und plante den nächsten Tag. Dadurch konnte sie solche Gedanken getrost aus ihrem Bett während der Nacht mit dem Gedankenstopp verbannen. Nach vier Wochen beherrschte sie das Entspannungstraining schon gut, so daß sie es im Bett bei ihren nächtlichen Wachphasen anwenden konnte.

Ein weiterer Ansatzpunkt waren soziale Aktivitäten am Abend, auf die sie oftmals aus der Furcht heraus verzichtete, daß sie später als 22.00 Uhr nach Hause komme, dann ihren 'Müdigkeitspunkt' überwunden hätte und gar nicht mehr schlafen könne.

Frau K. ließ sich darauf ein, wieder auszuprobieren, ob sie bei einer späteren Zubettgehzeit als 22.00 Uhr nicht doch einschlafen könne und machte hiermit positive Erfahrungen. Hierdurch unternahm sie wieder mehr abendliche Verabredungen. Einen weiteren Schwerpunkt in der Therapie bildete die Entkoppelung von Schlafstörung und Tagesgeschehen: anhand des Tagebuchs entdeckte Frau K., daß es ihr einige Male trotz einer miserablen Nacht tagsüber sehr gut ging und sie auch konzentriert arbeiten konnte. Diese Erkenntnis führte zu einer kognitiven Entzerrung: sie attribuierte nicht mehr alle negativen Tagesereignisse auf ihren schlechten Schlaf. Zudem sagte sie sich bewußt tagsüber, wenn die Erwartungsängste bzgl. der nächsten Nacht auftraten, daß auch nach einer – möglicherweise – schlechten Nacht nicht unbedingt ein schlechter Tag folgen muß. Durch diese veränderten Kognitionen verringerten sich die täglichen schlafbezogenen Erwartungsängste und sie spürte eine zunehmende Gelassenheit gegenüber ihrem Schlaf.

Am Ende der Therapie fühlte Frau K. sich deutlich gebessert, sie hatte einen PSQI-Gesamtscore von 7 am Ende der Therapie, der in der 3-Monatskatamnese auf 5 weiter herunterging, und eine Schlafdauer von 6 Stunden in beiden Erhebungen.

Das BECK Depressions Inventar (BDI) lag bei 10 Punkten nach Abschluß der Therapie bzw. 9 in der 3-Monatskatamnese. Auch das Focussieren auf die Schlafstörung konnte Frau K. deutlich reduzieren, im FEPS II (Fragebogen zur Erfassung von Persönlichkeitsmerkmalen Schlafgestörter, Hoffmann et al., im Druck) hatte sie zu Beginn der Therapie einen Prozentrang von 56, am Ende von 14 und in der Katamnese nach 3 Monaten von 19. Auch das Grübeln, gemessen mit dem FEPS II verringerte sie von Therapiebeginn von Prozentrang 62 zu Therapieende (44) und Katamnese (35).

3. Frau M.

Anamnese und biographische Situation

40jährige Frau, verheiratet, 2 Kinder im Alter von 6 und 8 Jahren. Die Schlafstörungen begannen schon in der Jugend immer in Streßsituationen, legten sich dann aber von selbst wieder. Frau M. wuchs in Spanien auf, machte dort Abitur und begann ein Studium der Pädagogik. Hiermit war sie nie ganz zufrieden gewesen, da sie ihr eigentliches Wunschfach

– Medizin – aufgrund des Numerus Clausus nicht verwirklichen konnte. Sie lernte ihren aus der Bundesrepublik Deutschland stammenden Mann in Spanien kennen, zog nach der Heirat mit ihm nach Deutschland und brach ihr Studium ab. Sie nahm Aushilfsjobs an, war hiermit aber sehr unzufrieden, da sie aufgrund ihrer Schulbildung eigentlich mehr erreichen wollte.

Nach der Geburt des zweiten Kindes war ihr Schlaf häufig gestört, da das Kind sehr oft in der Nacht erwachte und unruhig war. Seit dieser Zeit litt Frau M. unter massiven Schlafstörungen mit Ein- und insbesondere Durchschlafstörungen. Sie gab eine Schlafdauer von insgesamt 4 Stunden bei einer Bettzeit von 7 bis 8 Stunden an. Ihre Ehe wurde immer problematischer und sie entschied sich zur Trennung von ihrem Mann. Aus finanziellen Gründen lebte das Ehepaar jedoch weiterhin mit den Kindern in einer Wohnung. Um finanziell unabhängig zu werden, entschloß sich Frau M. eine Ausbildung zur Krankenschwester zu machen.

In der Nacht grübelte sie viel über ihre Situation nach, hatte Heimweh nach Spanien und fühlte sich schlecht. Seit einigen Jahren nahm sie pflanzliche Schlafmittel ein und seit einigen Monaten zusätzlich ein Neuroleptikum, welches der Hausarzt ihr gegen die Schlafstörung verschrieben hatte.

Therapie

In der Therapiegruppe war Frau M. eher zurückhaltend und erzählte wenig von sich. Sie sah keinerlei Möglichkeit zu einer Verbesserung ihrer Lage, insbesondere zu einer von ihr sehr gewünschten räumlichen Trennung von ihrem Mann.

Die in der Gruppe besprochenen Maßnahmen, vor allem das Entspannungstraining und das Gedankenstoppen in der Nacht empfand Frau M. als sehr hilfreich. Auch die Erkenntnis, daß sie sich nach schlechten Nächten tagsüber trotzdem gut konzentrieren konnte, ihre Schlafstörung somit nicht so eng mit dem Tagesgeschehen gekoppelt war, war für sie sehr entlastend. Insgesamt allerdings änderte sich ihr Schlaf nur etwas: Der PSQI lag vor der Therapie bei 16, nachher bei 15. Die Schlafdauer gab Frau M. vor der Therapie mit durchschnittlich 2,5 Stunden, nach der Therapie mit 4,5 Stunden an. Die Einschlaflatenz betrug vorher 60, nachher 45 Minuten. Im BDI jedoch lag sie vor der Therapie mit einem Wert von 17 im Bereich einer 'schwachen Depression', nach der Therapie mit einem Wert von 7 im unauffälligen Bereich. Auch das Focussieren auf die Schlafstörung verringerte sich (FEPS II) von Prozentrang 39 zu 23, während das Grübeln (FEPS II) zu beiden Zeitpunkten bei einem Prozentrang von 51 lag. Die Patientin setzte im Laufe der Gruppe das Neuroleptikum – in Absprache mit ihrem Arzt – wieder ab und nahm weiterhin rein pflanzliche Mittel ein.

Wir haben mit der Patientin vor der Therapie besprochen, daß wir eine Klärung ihrer Lebenssituation und eine Veränderung der Belastungsfaktoren (Zusammenwohnen mit dem Ehemann, von dem sie sich getrennt hat, Mehrfachbelastung von Berufsausbildung, Haushalt, Kindererziehung, Aushilfsjobs) zur Besserung der Schlafstörung für notwendig erachten. In akuten Belastungssituationen, die die Schlafstörung aufrechterhalten, kann die Kurzzeittherapie allenfalls leichte Besserungen durch Entspannungstraining bzw. veränderte Kognitionen bewirken, jedoch keine gravierende Verbesserung.

4. Frau L.

Anamnese und biographische Situation

Frau L., 42 Jahre, stellte sich in der Schlafsprechstunde mit seit 20 Jahren persistierenden Einschlafstörungen vor. Die Schlafstörungen setzten massiv ein, als sie vor 20 Jahren jungverheiratet und hochschwanger mit dem ersten Kind, durch einen Unfall ihren Mann verlor. Damals habe sie gar nicht mehr schlafen können und nahm, nachdem ihre Tochter geboren war, lange Jahre Benzodiazepine ein.

Bei Versuchen, die Schlafmittel abzusetzen, erlebte sie mehrmals eine Rebound-Insomnie, schaffte es dann aber doch, die Einnahme von Schlafmitteln zu reduzieren. Sie nahm zur Zeit ihrer Vorstellung in der Schlafambulanz nicht mehr täglich, sondern höchstens jede 2. Nacht Schlafmittel ein.

Frau L. schilderte, daß sie tagsüber schon große Sorgen und Befürchtungen habe, am nächsten Abend wieder nicht einschlafen zu können. Wenn sie im Bett lag, konnte sie nicht abschalten, ihr gingen ganz banale Dinge im Kopf herum, die sie aber einfach nicht abstellen könne. Sie dachte z. B. daran, was sie am nächsten Tag kochen würde oder was sie einkaufen müsse. Sie ärgerte sich dann sehr darüber, daß sie nicht einschlafen konnte und wurde wütend über ihre Schlaflosigkeit. Tagsüber versuchte sie oftmals Schlaf nachzuholen, was ihr aber kaum gelang, sie fühlte sich danach eher noch zerschlagener als zuvor.

Ihre gegenwärtige familiäre und berufliche Situation beschrieb sie als für sie sehr zufriedenstellend: sie lebte seit 15 Jahren mit einem festen Partner und mit ihrer inzwischen erwachsenen Tochter zusammen und arbeitete als Sachbearbeiterin in einer Verwaltung.

Frau L. war hochmotiviert zu einer nichtmedikamentösen Behandlung.

Therapie

Frau L. war sehr motiviert, die Gruppe als Chance zur Reduktion ihrer Schlafmittel zu nehmen und reduzierte langsam im Laufe der Therapie ihren Schlafmittelkonsum (Benzodiazepine) auf maximal 1 Tablette in der Woche. Am Ende der Therapie nahm sie keine Schlafmittel mehr ein.

Da sie häufig, wenn sie gegen 22.00 Uhr zu Bett ging, nicht müde war, war es wichtig, daß Frau L. sich umstellte: sie probierte, nur dann zu Bett zu gehen, wenn sie wirklich müde war. Hierzu war eine Absprache mit ihrem Lebensgefährten notwendig, da dieser gerne frühzeitig gegen 22.00 Uhr zu Bett gehen wollte. Frau L. und ihr Lebensgefährte einigten sich darauf, daß er, wenn er sehr müde ist, schon vor ihr zu Bett geht, ansonsten länger mit ihr aufbleibt. Durch die spätere Zubettgehzeit verkürzte sich ihre Einschlaflatenz schon etwas.

Zudem vereinbarten wir mit ihr, die Versuche, am Tag zu schlafen, ganz einzustellen, um den Schlafdruck am Abend zu erhöhen.

In den langen Wachphasen abends im Bett empfand sie vor allem das Ruhebild und die Phantasiereisen als angenehm. Hiermit gelang es ihr, ihre Einschlafzeit deutlich zu reduzieren. Durch das Gefühl, selbst etwas – auch ohne Medikamente – aktiv gegen ihr Einschlafproblem tun zu können, ging ihr Gefühl der Hilflosigkeit gegenüber ihrer Schlafstörung zurück. Sie berichtete, daß es wieder Tage gebe, an denen sie nicht über ihren Schlaf nachdenke.

Wichtig für Frau L. war zudem, nach so langen Jahren ihrer Schlafstörung, in denen sie nur mit ihrer Familie und ihren engsten Freundinnen darüber gesprochen hatte, sich in der Gruppe mit „Leidensgenossen" austauschen zu können und das Gefühl zu haben, im Rahmen der Gruppe mit ihrer Schlafstörung ernst genommen zu werden. Sie entwickelte zunehmend eine größere Gelassenheit gegenüber ihrem Schlaf. Als sehr hilfreich empfand sie zudem, die Inhalte der Gruppentherapie zu Hause in Ruhe in den

Materialien für Patienten nachlesen zu können und sich nochmals damit auseinandersetzen zu können.

Der PSQI sank von 14 auf 8 am Ende der Therapie und lag in der 3-Monats-Katamnese ebenfalls bei 8. Die Einschlaflatenz hatte sie zu Beginn der Therapie mit durchschnittlich 120 Minuten angeben, nach der Therapie schätzte sie sie auf 60 Minuten, in der Katamnese auf 30 Minuten. Mit dieser halben Stunde Einschlafzeit war Frau L. sehr zufrieden. Die durchschnittliche Schlafdauer gab Frau L. vor der Therapie mit 4,5 Stunden, nach der Therapie mit 6 Stunden und in der Katamnese mit 5,5 Stunden an. Der BDI war mit 4 bzw. 3 Punkten zu Beginn und am Ende der Therapie und ebenso in der Katamnese (3 Punkte) unauffällig. Die schlafbezogenen Gedanken (FEPS II) konnte Frau L. reduzieren: zu Beginn der Therapie lag das Focussing bei einem Prozentrang von 33, am Ende der Therapie bei 28 und in der 3-Monatskatamnese bei 7. Ebenso reduzierte sich das Grübeln von Prozentrang 67 zu Beginn auf 34 am Ende der Therapie und 32 in der Katamnese. Frau L. hatte es zudem geschafft, in der Zeit von Therapieende bis zur Katamnese keine Schlafmittel mehr einzunehmen.

6. Empirische Ergebnisse zum Therapieprogramm

E. Schramm, J. Backhaus, D. Riemann, F. Hohagen

6.1 Kognitiv verhaltenstherapeutisches Therapieprogramm mit 11 Sitzungen

Wie im Kapitel 3 an einem Modell zur Genese primärer/psychophysiologischer Insomnien dargestellt wurde, hat das komplexe Bedingungsgefüge der Ätiologie der primären Insomnie unmittelbare therapeutische Konsequenzen. Die Behandlung sollte auslösende (falls diese noch eine Rolle spielen) und aufrechterhaltende Faktoren mit einbeziehen. Veränderungen können somit in einer Reihe von Verhaltensbereichen notwendig sein, die sich in zwei übergeordnete Zielbereiche einteilen lassen:
- Veränderungen des Schlafverhaltens
- Veränderungen des Verhaltens während des Tages

Trotz der Erkenntnis, daß es sich bei der Insomnie um eine komplexe und multifaktoriell bedingte Störung handelt, konzentrierte sich lange Zeit die überwiegende Mehrzahl der Studien in diesem Bereich auf die Untersuchung symptomspezifischer Einzeltechniken, wie etwa die Stimuluskontrolle, Verkürzung der Bettzeit oder die progressive Muskelentspannung bzw. andere Entspannungsverfahren. Im vorhergehenden Kapitel wurde bereits ein eigenes Therapiekonzept dargestellt, das die verschiedenen Monotechniken zur Insomniebehandlung im Rahmen eines Gruppensettings kombiniert. Für bestimmte Patienten kann es sinnvoll sein, diesen Ansatz zu erweitern und zusätzliche Bausteine in das Therapiekonzept mit einzubeziehen, die das Tagesgeschehen in stärkerem Maße berücksichtigen. Ein solcher Ansatz – 11 Therapiestunden umfassend – wurde bereits von Schindler und Hohenberger (1982) vorgeschlagen und evaluiert (Hohenberger & Schindler, 1984). Im folgenden möchten wir eine eigene Studie (Schramm et al., 1995, Backhaus et al. 1994), die auf diesem Ansatz basiert, darstellen.

Beschreibung einer eigenen Studie

Die Konzeption dieser ersten Studie orientierte sich an folgenden Hauptpunkten:
- Untersuchung eines multifaktoriellen Gruppenprogramms, bestehend aus verschiedenen kognitiv/verhaltenstherapeutischen Techniken, die sich sowohl auf den Schlaf, als auch auf das Tagesverhalten beziehen,
- an einer klinischen Stichprobe ärztlich überwiesener Patienten,
- die an einer primären Insomnie gemäß den Kriterien des DSM-III-R litt.
- Die therapeutische Wirksamkeit wurde mit Hilfe verschiedener Fragebögen und eines Schlaftagebuchs auf der subjektiven und mittels Polysomnographie auf der objektiven Ebene erfaßt.
- Katamnesen erfolgten nach 3 und 12 Monaten.

Beschreibung der Stichprobe

Untersucht wurden 28 ambulante Patienten (17 Frauen, 11 Männer) mit primärer Insomnie (nach DSM-III-R), die von niedergelassenen Ärzten an unsere Schlafambulanz überwiesen wurden. Das Durchschnittsalter betrug 47.5 Jahre, die mittlere Störungsdauer lag bei 14.3 Jahren.

Die Gruppengröße betrug in der Regel zwischen 4 und 8 Patienten beiderlei Geschlechts und aller Altersgruppen. Die Therapiegruppe wurde von einer kognitiv/verhaltenstherapeutisch ausgebildeten Psychologin und einer Co-Therapeutin gemeinsam geleitet. Die Patienten wurden vor Beginn der Therapie darum gebeten, während der Behandlung keine Hypnotika mehr einzunehmen. Es erfolgte eine ausführliche Aufklärung über die direkte und Langzeitwirkung verschiedener Medikamentengruppen (Benzodiazepine, Antidepressiva, Neuroleptika) sowie die Beschreibung der sog. Absetzinsomnie.

Nahezu die Hälfte unserer Patienten nahm vor Beginn des Programms regelmäßig, d. h. mehr als einmal pro Woche, Schlafmittel, insbesondere Benzodiazepine, ein. Die Patienten wurden darüber aufgeklärt, daß es zu Anfang erfahrungsgemäß schwierig ist, auf medikamentöse Schlafhilfen zu verzichten, und wir erwarteten daher keinen sofortigen Erfolg. Eine realistische Angabe bezüglich der Einnahme von Medikamenten zu den einzelnen Meßzeitpunkten wurde als wichtig dargestellt, um den wahren Wert der nicht-medikamentösen Behandlung einschätzen zu können.

Nach den Folgerungen aus dem weiter vorn beschriebenen Bedingungsmodell wurde von unserer Arbeitsgruppe das ursprünglich von Hohenberger und Schindler (1984) entwickelte Mehrkomponentenprogramm modifiziert und im Rahmen dieser Therapiestudie untersucht.

Die weiter unten ausführlich beschriebenen Komponenten wurden schrittweise eingeführt und durch wöchentliche Hausaufgaben vertieft. Die bereits erlernten Strategien wurden im Verlauf der Gruppentherapie immer wieder aufgegriffen und integriert.

Es handelte sich dabei um ein routinemäßiges Angebot unserer Klinik für Patienten mit primärer Insomnie. Die Untersuchung fand somit in einem klinischen Routinesetting statt und verfolgte das Ziel, möglichst realistisch die für ein klinisches Klientel zu erwartenden Resultate einzuschätzen.

Beschreibung des Mehrkomponentenprogramms

Das halbstandardisierte, kognitiv-verhaltenstherapeutische Gruppenprogramm umfaßte 11 wöchentliche Sitzungen von 90-minütiger Dauer. Es gliederte sich in zwei Teile, die jeweils eine Reihe unterschiedlicher Interventionsmaßnahmen beinhalteten und auf die Behandlung verschiedener Aspekte der Schlafstörung abzielten.

Vor Beginn der Behandlung fand ein Informationstreffen statt, bei dem die potentiellen Gruppenteilnehmer über Ablauf und Dauer der Therapie, Anzahl und Dauer der Sitzungen, Notwendigkeit der aktiven Mitarbeit in und zwischen den Sitzungen, das Therapiekonzept und den nichtmedikamentösen Charakter des Programms aufgeklärt wurden. Darüber hinaus ergab sich hier für die Teilnehmer die Möglichkeit, sich gegenseitig kennenzulernen. Bei diesem Treffen konnte man sich für oder gegen die Teilnahme an der Behandlung entscheiden.

Das Programm begann mit der Veränderung des Schlafverhaltens, da dies eher der Therapieerwartung eines Insomniepatienten entspricht und sich in der Untersuchung von Hohenberger und Schindler (1984) als wirksamer im Vergleich zur umgekehrten Reihenfolge erwies.

> **Therapiephase A (Veränderung des Schlafverhaltens)**
>
> 1. Sitzung: Muskelentspannung nach Jacobson
>
> 2. Sitzung: Kognitive Entspannung
>
> 3. Sitzung: Tagesstrukturierung, Stimuluskontrolle
>
> 4. Sitzung: Kognitive Strategien
>
> **Therapiephase B (Veränderungen der übrigen Lebenssituation)**
>
> 5. – 8. Sitzung: Streßbewältigung und Aufbau sozialer Kompetenz
>
> 9. Sitzung: Problemlösen
>
> 10. Sitzung: Ausbau von sozialen und Freizeitaktivitäten
>
> 11. Sitzung: Beibehalten des Therapieerfolgs

Der formale Aufbau der Sitzungen entsprach dem im Kapitel 5 dargestellten Vorgehen.

Inhaltlicher Aufbau der Sitzungen

Therapiephase A (Veränderungen des Schlafverhaltens)

Zu Beginn der Therapie wird den Gruppenteilnehmern noch einmal vermittelt, daß ein wichtiger Teil der Behandlung zwischen den einzelnen Sitzungen in Form von Übungen bzw. Hausaufgaben stattfindet. Als solche wird als erstes das kontinuierliche Ausfüllen eines Schlaftagebuchs eingeführt. Es dient dazu, den anfänglichen Schweregrad der Schlafstörung, den Behandlungsfortschritt, Variationen im Schlafmuster des einzelnen und die Behandlungscompliance zu dokumentieren. Ohne das Führen eines Schlaftagebuchs ist es schwer, effektive Therapiesitzungen durchzuführen. Das Schlaftagebuch wird dem Patienten bereits 2 Wochen vor Therapiebeginn ausgehändigt, und danach für den gesamten Zeitraum der Behandlung selbständig weitergeführt und in jeder Sitzung kurz besprochen.

Weitere schlafbezogene Maßnahmen, wie Entspannungstraining muskulärer und kognitiver Art, Information über Schlaf und Schlafhygiene (Psychoedukation), Regulierung des Schlaf-Wach-Rhythmus sowie kognitive Maßnahmen wurden bereits in den vorhergehenden Kapiteln beschrieben, so daß sie hier nicht mehr ausführlich dargestellt werden.

Therapiephase B
(Veränderung der übrigen Lebenssituation)

Streßbewältigung und Aufbau sozialer Kompetenz

Zu Beginn des 2. Teils werden die Gruppenmitglieder über den Zusammenhang zwischen den Belastungsfaktoren tagsüber und dem Schlaf aufgeklärt. Hier erbrachte die Forschung, daß Personen, die Überforderung, Versagensgefühle oder unzureichende soziale Beziehungen aufweisen, gehäuft unter Schlafstörungen leiden (s. z. B. Espie, 1991). In anderen Untersuchungen zeigte sich, daß Streß, der durch das Anschauen eines gewalttätigen Films erzeugt wurde, zu gehäuftem Erwachen während der Nacht und Alpträumen führte (Lauer et al., 1987). Menschen, die unter Streß leiden, reagieren oftmals mit Schlafschwierigkeiten. Umgekehrt sind Schlafgestörte durch die Folgen der Insomnie weniger in der Lage, Streß angemessen zu bewältigen. An Beispielen aus der Gruppe soll verdeutlicht werden, daß sich auch ein Ereignis bzw. Verhalten, das tagsüber stattfindet, auf den nächtlichen Schlaf auswirken kann.

Die Patienten sollen Belastungssituationen sammeln und an diesen Beispielen lernen, in vereinfachter Form ihre eigene Verhaltensanalyse zu erstellen.

*Problemlösen
(nach D'Zurilla & Goldfried, 1971):*

Viele Menschen mit Schlafstörungen fühlen sich nachts von Problemen überwältigt, die sie tagsüber erfolgreich verdrängt haben oder nicht lösen konnten. Dabei kann es sich um Dinge handeln, die einem tagsüber als banal erscheinen und überhaupt nur nachts zu Problemen werden. Das nächtliche Grübeln über Probleme hält selbstverständlich vom Abschalten und damit auch vom Schlaf ab.

Aus dieser Beobachtung folgend soll jeder Teilnehmer eine feste Zeit in seinen Tagesablauf einplanen, in der er sich mit seinen Alltagsproblemen auseinandersetzt. Diese Zeit sollte nicht zu nah an die Zubettgehzeit anberaumt werden (mindestens 3 Stunden vorher). Erfahrungsgemäß eignet sich die Zeit kurz vor oder nach dem Abendessen am besten dazu.

Als nächstes soll der Patient lernen, wie er Schritt für Schritt an ein Problem herangehen kann. Zur Verdeutlichung werden die folgenden Schritte vorgestellt und in schriftlicher Form ausgeteilt.

1. Identifizieren des Problems:

Was ist das Problem und welche Bedingungen tragen dazu bei? (Nur ein Problem angehen. Besteht das Problem aus mehreren verschiedenen Problemen, sollen diese je nach Dringlichkeit in eine Reihenfolge gebracht werden.)

2. Zielbestimmung:

Was ist das Ziel? (Das Ziel sollte erreichbar und so konkret wie möglich formuliert sein.)

3. „Brain Storming":

Sammeln aller Ideen (Unabhängig von der Durchführbarkeit), wie das bestimmte Ziel erreicht werden kann.

4. Bewertung der Lösungsmöglichkeiten:

Vor- und Nachteile der gesammelten Lösungen durchgehen.

5. Auswählen der geeignetsten Lösung:

Die Lösung mit den meisten Vor- und wenigsten Nachteilen auswählen.

6. Planung:

Plan erstellen, wie die Lösung in die Tat umgesetzt werden kann.

7. Durchführen des Plans:

Hierbei darf man ruhig Mut zur Angst haben. Auch an den Einsatz der Entspannungsübung denken!

8. Bewertung:

Ist das Ziel erreicht worden?

Im weiteren Verlauf wird das beschriebene Schema anhand von Beispielen an Patienten durchgegangen. Als Übung bis zur nächsten Sitzung soll jeder Patient ein möglichst aktuelles Problem identifizieren und nach dem Schema bearbeiten. Hierbei kann auch dazu angeregt werden, daß sich die Teilnehmer außerhalb der Gruppe treffen und die Aufgabe gemeinsam bearbeiten.

Ausbau von sozialen und Freizeitaktivitäten

In diesem Abschnitt der Gruppentherapie sollen die Patienten dabei unterstützt werden, einen Aktivitätsplan für sich aufzustellen, der ausreichende körperliche Betätigung sowie soziale und angenehme Freizeitaktivitäten enthält. Dabei ist zu beachten, daß der Plan realistisch ist, daß die einzelnen Aktivitäten möglichst regelmäßig ausgeführt werden und daß verschiedene, z. B. anstrengende körperliche oder geistige Tätigkeiten, nicht nach einem bestimmten Zeitpunkt (nicht später als 3–4 Stunden vor dem Zubettgehen) anberaumt werden. Diese Technik ist insbesondere für Personen relevant, die einen unausgefüllten und ungeregelten Tagesablauf aufweisen oder sich aufgrund ihrer Schlafstörungen bzw. der wahrgenommenen Folgen zurückgezogen haben und soziale oder körperliche Aktivitäten meiden, da sie sich davon überfordert fühlen. In diesem Rahmen können noch einmal die selbsterfüllende Prophezeiung und andere dysfunktionale Gedanken und Einstellungen, die an einem angemessenen Aktivitätsniveau hindern, eingebracht werden. Auch hierbei ist die Erklärung des Therapierationals und Motivierung wichtig, um Widerstände zu umgehen.

Verfahren zur Messung des Behandlungserfolgs

Im Rahmen unserer Studie an 28 Patienten wurden verschiedene Verfahren zur subjektiven und objektiven Einschätzung des Behandlungserfolgs eingesetzt (ausführlicher s. Kapitel 2): PSQI, Schlaftagebuch, Polysomnographie.

Zusammenfassung der Ergebnisse

Insgesamt fanden wir, daß sich die subjektive Schlafqualität und -quantität der untersuchten Patienten sowie die Leistungsfähigkeit während des Tages durch das Mehrkomponentenprogramm signifikant verbesserten (s. die Abb. 16 und 17).

Diese Ergebnisse sind von klinischer Bedeutung, wenn man bedenkt, daß es in der Regel subjektive Beschwerden sind, die den Betreffenden Behandlung aufsuchen lassen. Darüber hinaus konnte die Einnahmemenge und Häufigkeit von Schlafmitteln im Rahmen der Behandlung deutlich reduziert werden.

In unserer Untersuchung stellten sich die meisten signifikanten Effekte schon nach der Therapiephase A ein. Es kann allerdings keine gesicherte Aussage darüber getroffen werden, inwiefern die Therapiephase B evtl. für die langfristige Stabilisierung des Therapieerfolgs verantwortlich ist. Die klinische Er-

T1 = Therapiebeginn, T2 = Ende Therapiephase A, T3 = Ende Therapiephase B, FU3 = Follow up nach 3 Mon., FU12 = Follow up nach 12 Mon. Bei FU12 N = 23 Patienten, da 5 Patienten nicht mehr kontaktiert werden konnten

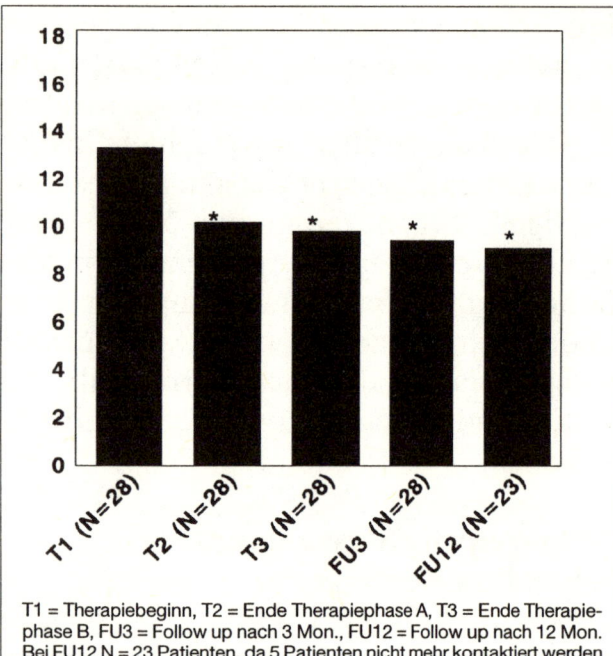

Abb. 16. Veränderungen in der Schlafqualität (PSQUI-Gesamtscore)

fahrung zeigt, daß die Maßnahmen aus dem zweiten Behandlungsabschnitt möglicherweise etwas längere Zeit brauchen, bis der Transfer ins Alltagsleben der Patienten stattgefunden hat.

Der Behandlungserfolg wurde langfristig zu beiden Katamnesezeitpunkten aufrecht erhalten und steht somit im Gegensatz zu einer medikamentösen Behandlung, für die bisher keine Langzeitwirksamkeit nachgewiesen werden konnte.

Abschließende Bemerkungen

Obgleich die hier geschilderten Ergebnisse eines Breitbandprogramms (ausführlicher s. Schramm et al, 1995) nicht die Ergebnisse früherer Studien zur nichtmedikamentösen Insomniebehandlung mit Einzel- oder Multi-

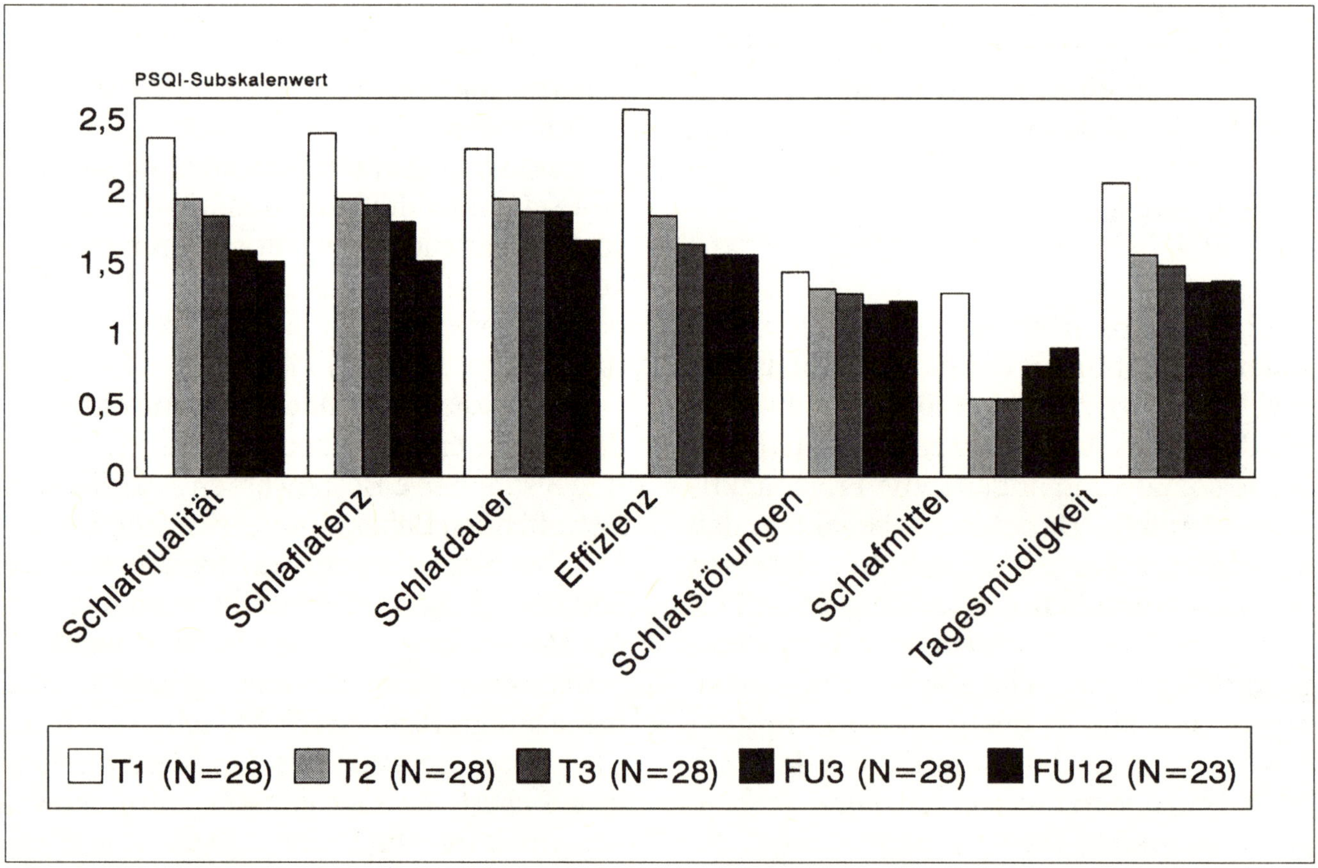

Abb. 17. Subskalen des PSQI

komponenten-technik übertreffen (zur Übersicht s. Lacks & Morin, 1992), ist es aufgrund unterschiedlicher Stichproben, Erfassungsmethoden und der Diagnosedefinition schwierig, endgültige Aussagen über die relative Wirksamkeit zu treffen. Im Unterschied zu bisherigen Studien untersuchten wir eine rein klinische Stichprobe alller Altersgruppen mit sowohl Einschlaf- als auch Durchschlafstörungen. Die Befunde unserer Untersuchungen sind insbesondere im Vergleich zu medikamentöser Behandlung ermutigend, insofern als daß chronische Insomniepatienten mit Hilfe des Programms in der Lage waren, langfristige Verbesserungen ihrer subjektiven Schlafqualität, -dauer und -effizienz sowie der Leistungsfähigkeit am Tage und eine Reduktion des Medikamentenkonsums zu erreichen.

Interessanterweise stellten sich die signifikanten Verbesserungen des Schlafs schon nach Therapiephase A, die ausschließlich schlafspezifische Maßnahmen beinhaltete. Diese Ergebnisse veranlaßten uns zur Verkürzung des Therapieprogramms wie im Kapitel 5 dargestellt. Erste empirische Ergebnisse zu dem Kurzzeitprogramm werden in Kapitel 6.2 erläutert. Die Ergebnisse belegen eine hohe Effektivität dieses Kurzzeitprogramms bei Patienten mit primärer Insomnie, so daß wir eine Indikation für längere Programme unter Einbeziehung von Maßnahmen, die auf Streßbewältigung, soziale Kompetenz und Problemlösen abziehen, nur noch bei Patienten sehen, die auf diesen Gebieten spezifische Defizite aufweisen.

6.2 Kognitiv-verhaltenstherapeutisches Kurzzeitkonzept mit 6 Sitzungen

J. Backhaus, D. Riemann

Das kognitiv-verhaltenstherapeutische Kombinationsprogramm, welches in Kapitel 5 dargestellt worden ist, wird an der Psychiatrischen Universitätsklinik Freiburg in einer z. Zt. noch laufenden Studie evaluiert. Grundlegend für die Entwicklung des Kurzzeitkonzepts war das Ergebnis unserer vorhergehenden Studie mit einem längeren Therapieprogramm von 11 Sitzungen (s. Kap. 6.1). In dieser Studie zeigten sich die signifikanten Therapieeffekte schon nach der Therapiephase A, also den direkt schlafbezogenen Maßnahmen, während sich in der zweiten Therapiehälfte, in der es um das Tagesgeschehen ging (z. B. Aufbau sozialer Kompetenz), keine weitergehenden Effekte zu verzeichnen waren.

Aufgrund dieser Erfahrungen haben wir ein Kurzzeit-Therapieprogramm entwickelt, welches 6 Sitzungen umfaßt, die speziell auf den Schlaf und die Schlafstörung bezogen sind.

Das Ziel der Studie ist zu überprüfen, ob eine kurzzeitige, direkt auf die Schlafstörung bezogene Kombinationsherapie kurz- und langfristig wirksam ist.

Bislang umfaßt die Stichprobe 27 Patienten, davon 12 Patienten mit primärer Insomnie nach den Diagnosekriterien des DSM-III-R. Diese Patienten wurden in der Regel von ihren Hausärzten an die Schlafambulanz der Freiburger Psychiatrischen Universitätsklinik überwiesen.

Obgleich unser Therapieprogramm für Patienten mit primärer Insomnie konzipiert ist, nehmen wir im Sinne einer Pilotstudie ebenfalls Patienten mit einer Insomnie im Rahmen einer organischen und oder psychiatrischen

Erkrankung mit in die Gruppen auf. Diese Patienten (bislang N = 15) bilden diagnostisch eine recht heterogene Gruppe, die Patienten mit körperlichen Erkrankungen wie z. B. Krebs oder psychiatrischen Erkrankungen wie Dysthymie oder leichtere Formen von Angststörungen umfaßt. Diese Patienten werden in die Gruppen aufgenommen, wenn sie sich subjektiv durch ihre Schlafstörung massiv beeinträchtigt fühlen. Nach unserem Eindruck weisen viele dieser Patienten eine schlechte Schlafhygiene bzw. viele schlafdysfunktionale Gedanken und Erwartungen auf, so daß sie von der schlafspezifischen Therapie profitieren können.

Die hier dargestellten Ergebnisse beziehen sich nur auf die Gruppe der primären Insomniker. Für die Patienten mit einer Insomnie im Rahmen anderer Erkrankungen erfolgt eine spätere Auswertung, in der verschiedene Subgruppen anhand der psychiatrischen bzw. organischen Diagnosen gebildet werden sollen. Für diese Subgruppeneinteilung ist die Stichprobe jedoch noch zu klein.

Die Patienten bilden eine Eigenwartegruppe, d. h. sie warten in der Regel ca. 2–3 Monate auf einen Therapieplatz in der Gruppe.

In der Studie wird das Kurzzeitkonzept als Gruppentherapie unter Anleitung eines Therapeuten verglichen mit einer Gruppe von Patienten, die das Therapieprogramm in Eigenregie als Selbsthilfeprogramm durchführt. Die Patienten beider Bedingungen erhalten den Patientenband 'Schlafstörungen bewältigen. Informationen und Anleitung zur Selbsthilfe'. Abbildung 18 zeigt das Design der Studie.

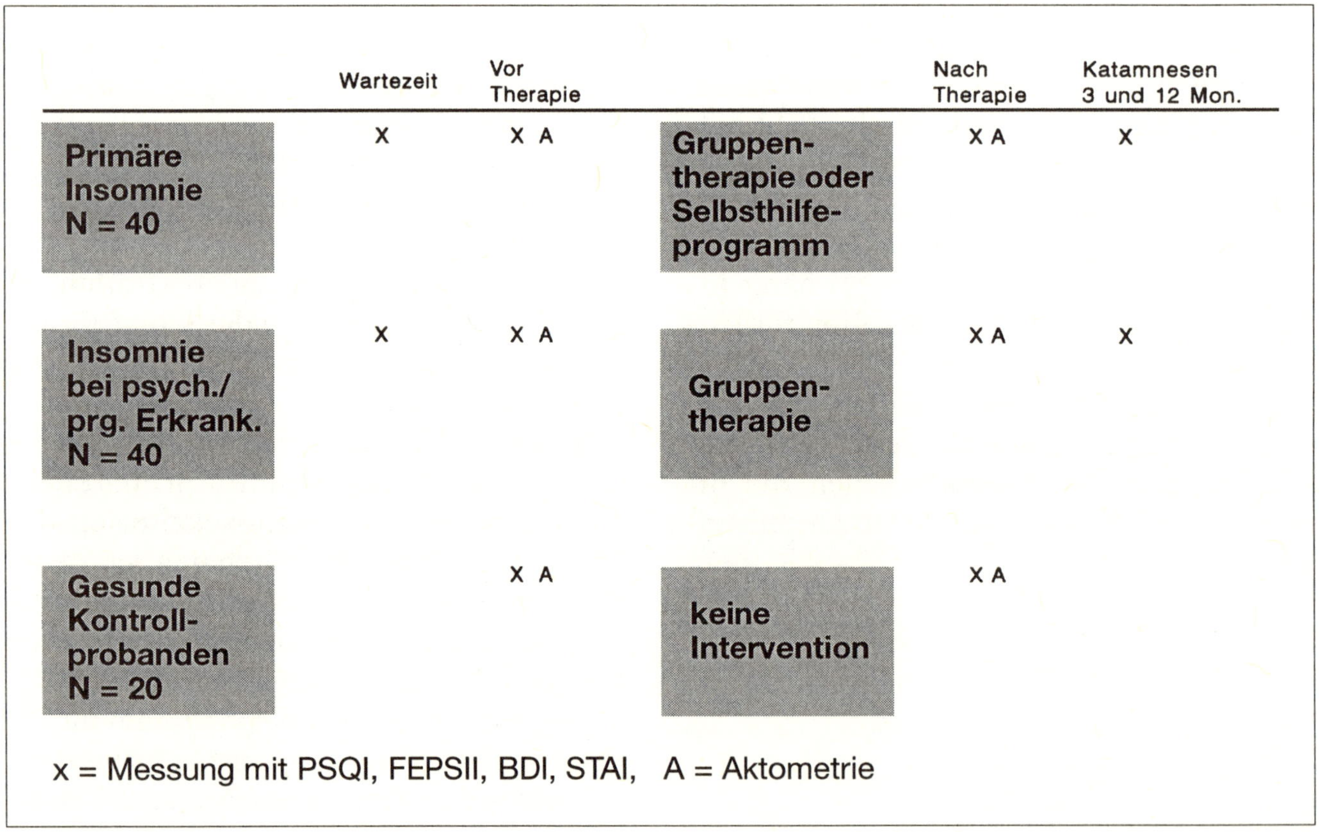

	Wartezeit	Vor Therapie		Nach Therapie	Katamnesen 3 und 12 Mon.
Primäre Insomnie N = 40	X	X A	Gruppentherapie oder Selbsthilfeprogramm	X A	X
Insomnie bei psych./ prg. Erkrank. N = 40	X	X A	Gruppentherapie	X A	X
Gesunde Kontrollprobanden N = 20		X A	keine Intervention	X A	

x = Messung mit PSQI, FEPSII, BDI, STAI,   A = Aktometrie

Abb. 18. Studiendesign

Meßinstrumente:

Die Schlafvariablen werden mit dem Pittsburgher Schlafqualitätsindex (PSQI, Buysse et al. 1989), schlafbezogene Gedanken mit dem FEPS II (Fragebogen zur Erfassung spezifischer Persönlichkeitsmerkmale Schlafgestörter II, Hoffmann et al., im Druck) erfaßt. Da Schlafstörungen häufig mit depressiven Verstimmungen und Ängsten korrelieren, werden das *Beck Depressions Inventar* (deutsche Fassung von Hautzinger et al. 1992) und die Trait-Angst-Skala des State-Trait-Angstinventars (deutsche Fassung von Laux et al. 1981) erhoben.

Objektive Messungen des Schlaf-Wach-Rhythmus werden mit der Aktometrie (s. hierzu Kap. 2) erhoben. Die Patienten tragen 2 Wochen vor und nach der Therapie das Aktometer.

Stichprobe:

Die Stichprobe der primären Insomniker umfaßt bislang 12 Patienten, darunter 9 Frauen, mit einem Durchschnittsalter von 41 Jahren (± 13,6) und einer mittleren Störungsdauer von 7,7 Jahren (± 8,6). Zum Katamnese-Zeitpunkt wurden erst N = 7 Patienten einbezogen, da die Gruppen sukzessive stattfinden und die Therapiegruppen von den anderen Patienten noch nicht solange zurückliegen.

Alle Patienten werden im Schlaflabor zwei Nächte abgeleitet. Hierbei werden organische Ursachen wie Apnoe und Myoklonien ausgeschlossen. Zur Diagnose 'Primäre Insomnie' nach DSM-III-R gehört weiterhin der Ausschluß anderer psychiatrischer Erkrankungen.

Ergebnisse:

Während der Wartezeit ergaben sich keine signifikanten Veränderungen, dagegen verbesserten sich die Patienten während der Therapie signifikant, wie in Tabelle 8 und Abbildung 19–23 dargestellt.

Die Schlafvariablen wurden von den Patienten am Ende der Therapie signifikant besser eingeschätzt als vor der Therapie. Schlafqualität, Schlafdauer und Schlafeffizienz (Anteil der Schlafzeit an der Bettzeit) nahmen signifikant zu und die Einschlaflatenz nahm signifikant ab. Die Tagesmüdigkeit verminderte sich. Der Schlafmittelkonsum reduzierte sich, die 7 Patienten, die bislang an der Katamnese nach 3 Monaten teilnahmen, hatten alle ihre Schlafmittel zu diesem Zeitpunkt ganz abgesetzt.

Auch die schlafbezogenen Gedanken, das Fokussieren auf die Schlafstörung und das Grübeln, konnten die Patienten statistisch signifikant verringern. Depressions- und Angstwert verminderten sich ebenfalls signifikant.

Die Ergebnisse der objektiven Messung mittels Aktometrie liegen noch nicht vor, ebenso die Ergebnisse der Patienten, die das Therapieprogramm als Selbsthilfe in Eigenregie allein durchführen.

Die ersten Ergebnisse zeigen, daß in einer kurzen Gruppentherapie die Patienten eine signifikante Verbesserung ihrer Schlafqualität erleben. Die Steigerung der Schlafqualität geht einher mit einer Verminderung depressiver Verstimmung und Ängstlichkeit. Diese Therapieeffekte halten sich über die 3-Monatskatamnese, bzw. es besteht die Tendenz zu einer weiteren Besserung über die Therapie hinaus.

Eine längere Therapie, wie wir in unserer ersten Studie untersucht haben (s. Kap. 6.1), in der es neben schlafbezogenen Maßnahmen auch intensiv um andere Lebensbereiche (z. B. soziale Kompetenz, Streßbewältigung etc.) geht, ist für einen großen Teil der Patienten mit chronischer primärer Insomnie nicht notwendig. Effizienter erscheint uns ein stufenweises Vorgehen, bei dem die Patienten zunächst die kurzzeitige, direkt schlafbezogene

Tabelle 8. Veränderungen während der Therapie in den verschiedenen subjektiven Maßen

Variable	T1 N=12	T2 N=12	Wilcoxon T1 / T2 p	T3 N=7	Wilcoxon T1 / T3 p
Schlaf (PSQI):					
PSQI Gesamtwert (Verringerung zeigt Besserung an)	13,1 (3,2)	8,1 (2,4)	* 0,0069	5,70 (1,7)	* 0,0180
Schlafdauer in Min.	283,7 (109,3)	350,0 (59,0)	* 0,0329	349,2 (39,4)	* 0,0277
Einschlaflatenz in Min.	87,5 (100,8)	36,9 (32,3)	* 0,0500	16,5 (8,2)	0,0747
Schlafeffizienz (Prozent)	59,7 (22,8)	78,1 (8,2)	* 0,0076	82,11 (12,5)	* 0,0180
Schlafbezogene Gedanken (FEPS II):					
Focussing (Verringerung zeigt Besserung an)	31,8 (10,6)	22,4 (8,8)	* 0,0022	17,1 (5,0)	* 0,0180
Grübeln (Verringerung zeigt Besserung an)	36,0 (12,2)	29,2 (9,1)	* 0,0033	26,7 (8,5)	* 0,0425
Depression:					
BDI	8,1 (5,3)	5,3 (3,8)	0,0559	4,5 (4,3)	* 0,0277
Angst (STAI):					
Trait-Angst (Prozentrang):	64,4 (29,4)	52,1 (29,5)	* 0,0229	49,2 (31,5)	* 0,0180

T1=vor der Therapie, T2= nach der Therapie, T3=Katamnese nach 3 Monaten. Zum Katamnese-Zeitpunkt wurden erst N=7 Patienten einbezogen, da die Gruppen sukzessive stattfinden und die Therapiegruppen von den anderen Patienten noch nicht solange zurückliegen. Die Vergleiche T1/T2 bzw. T1/T3 wurden mit dem Wilcoxon-Test gerechnet.

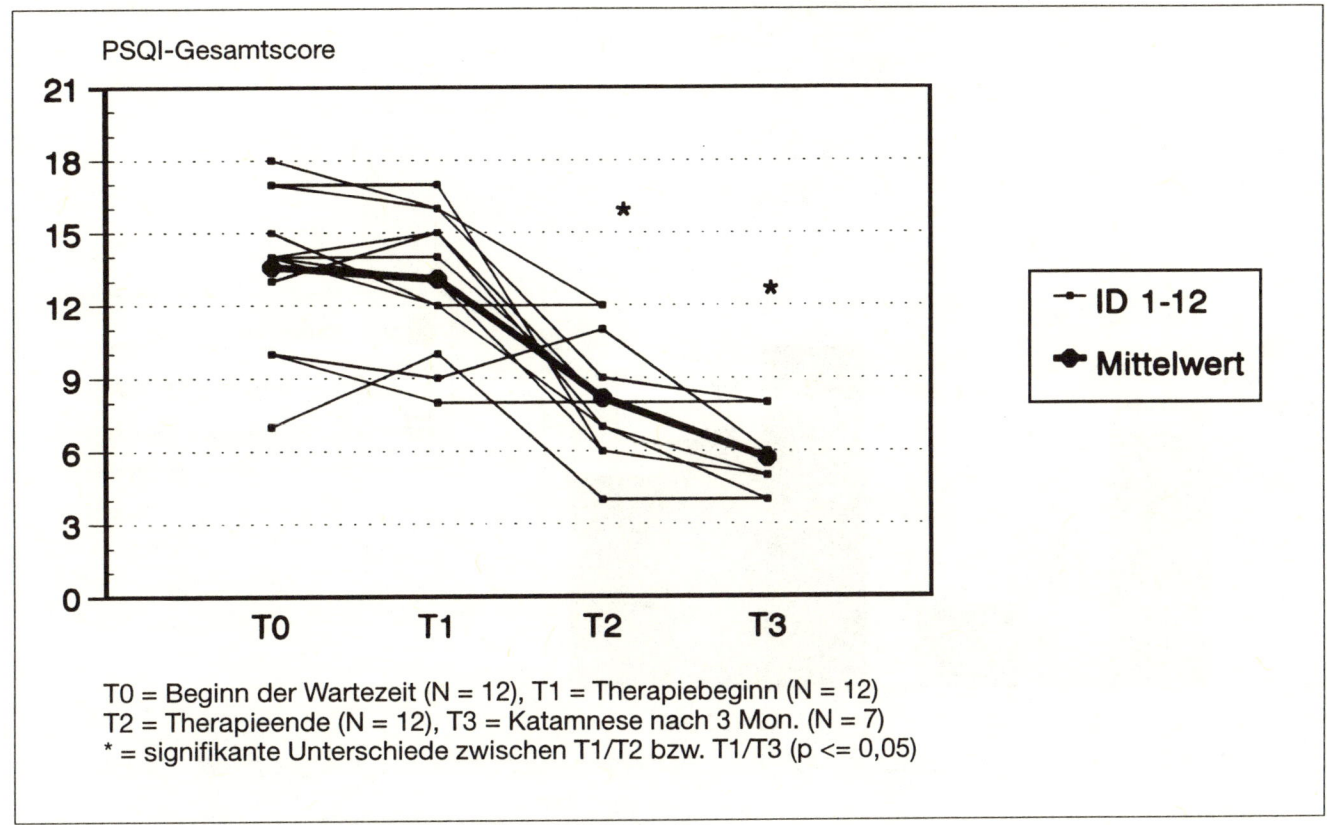

Abb. 19. Veränderungen in der Schlafqualität

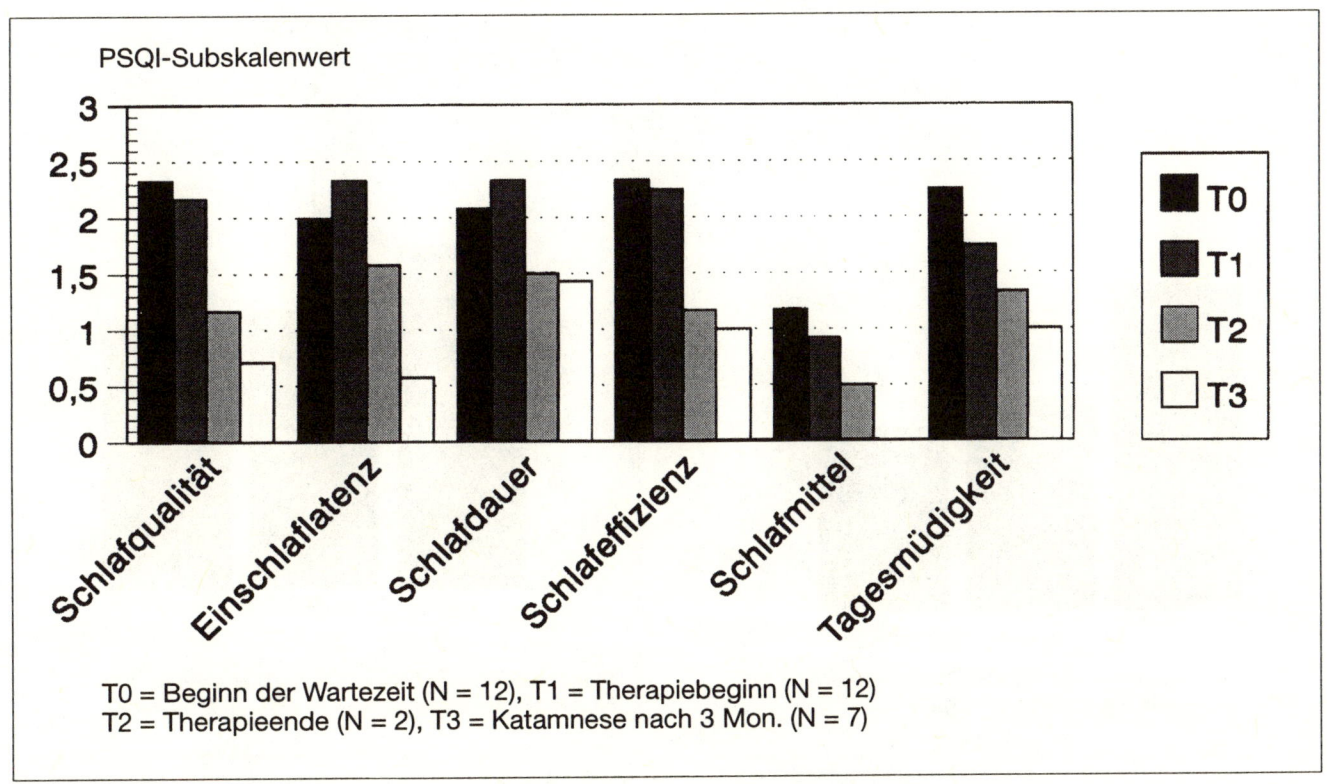

Abb. 20. Subskalen des PSQI

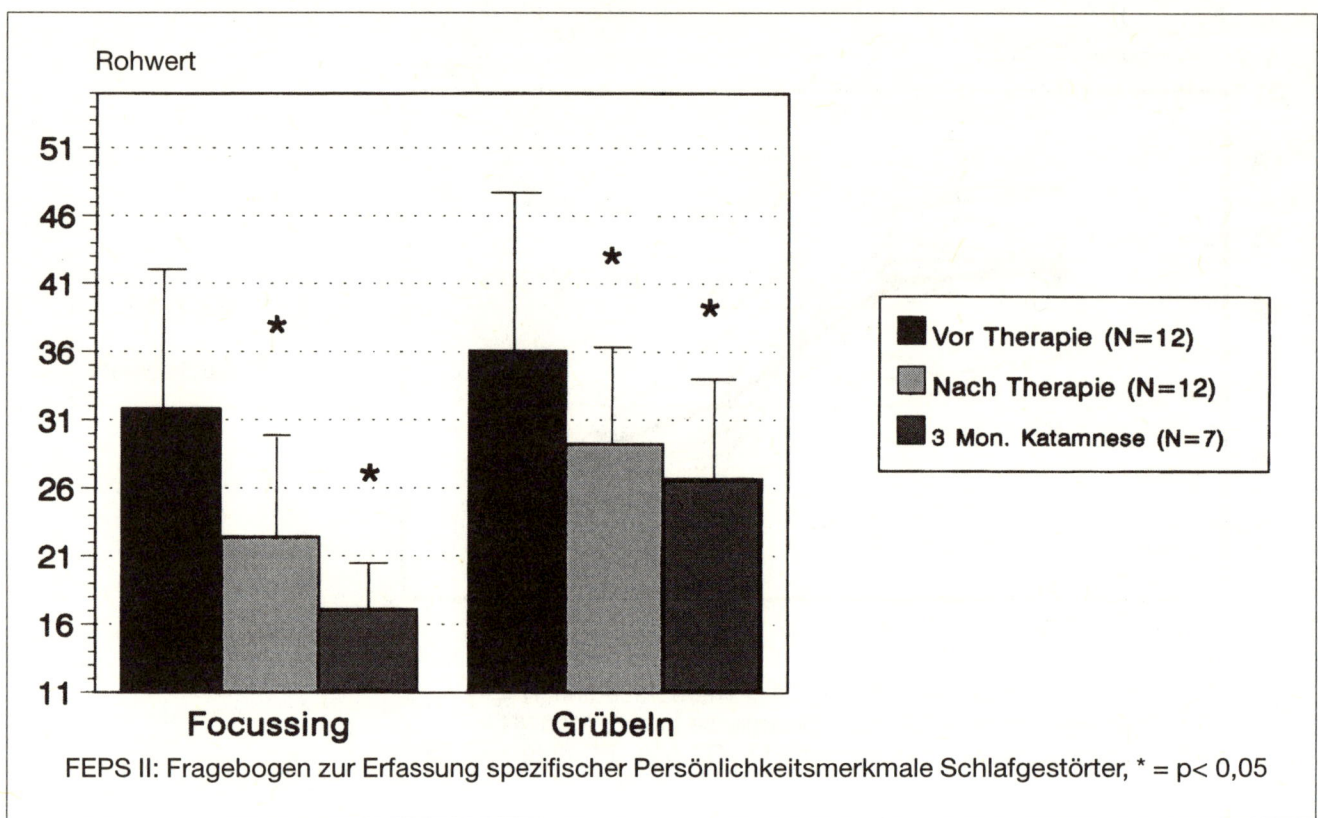

Abb. 21. Schlafbezogene Gedanken

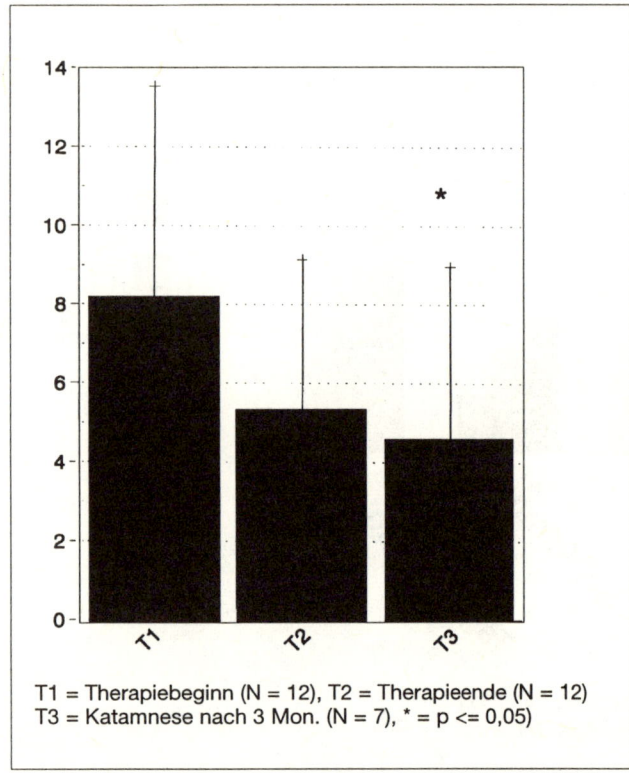

Abb. 22. Veränderungen im BECK Depressions-Inventar

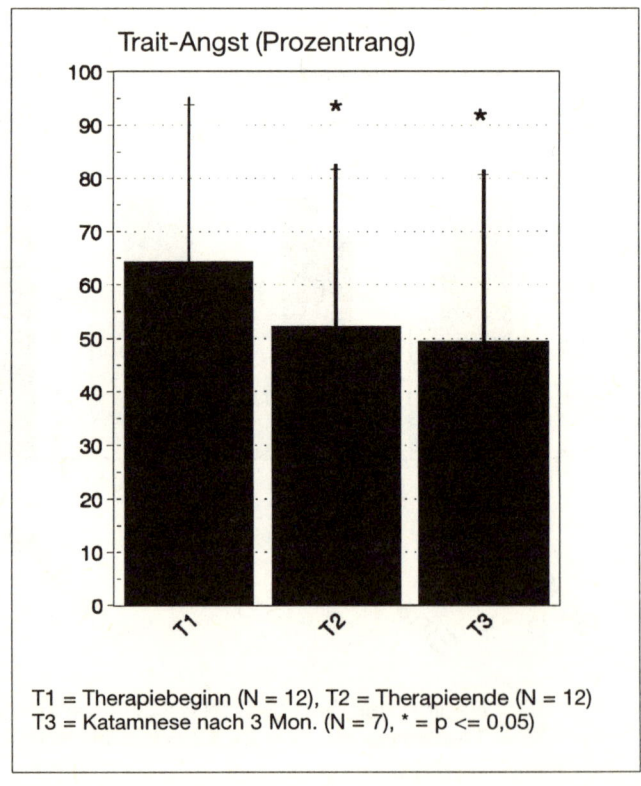

Abb. 23. Trait-Angst

Gruppentherapie erhalten. Nur für diejenigen Patienten, die sich nicht deutlich bessern, sollte im Anschluß hieran eine individuelle Therapie, die auf die spezifischen Lebensbereiche, in denen der Patient Schwierigkeiten hat, angeschlossen werden.

Exkurs: *Wirkfaktoren* des kognitiv-verhaltenstherapeutischen Kurzzeitkonzeptes

Zusätzlich zur Untersuchung der **kurz- und langfristigen Wirksamkeit** sollen mit dieser Studie die **Wirkfaktoren** der Therapie untersucht werden.

Durch einen Vergleich der Veränderungen während der Therapie auf subjektiver Ebene (psychometrische Instrumente) und objektiver Ebene (Aktometer) können Rückschlüsse auf die möglichen Wirkfaktoren gezogen werden. Veränderungen während der Therapie können sich auf folgenden Ebenen vollziehen:
– Verhaltensänderung:
  – Veränderungen in den Schlafparametern: z. B. schnelleres Einschlafen, längere Schlafdauer
  – Veränderungen dysfunktionaler Gewohnheiten: z. B. veränderter Schlaf-Wach-Rhythmus (kürzere Bettzeiten, weniger Tagschlaf etc.), Einhalten der schlafhygienischen Regeln

– Veränderung der Wahrnehmung und der Kognitionen
  – Veränderung des **globalen Urteils** zur Schlafqualität insgesamt und zu bestimmten Schlafparametern wie Schlafdauer, Einschlaflatenz etc.
  – Veränderungen des **täglich-spezifischen Urteils** zur Schlafqualität bzw. den verschiedenen Schlafparametern
  – realistischere Einschätzung der verschiedenen Schlafparameter

In einem ersten Auswertungsschritt haben wir uns zunächst der Veränderung der Kognitionen zugewandt und die subjektiv erhobenen Daten analysiert. Für die Beschreibung der Schlafqualität und der verschiedenen Schlafparameter haben wir einerseits ein globales Urteil der Patienten über ihren Schlaf (Pittsburgher Schlafqualitätsindex = PSQI), andererseits ein täglich-spezifisches Urteil, welches die Patienten in ihrem Schlaftagebuch abgeben.

Der PSQI verlangt eine rückschauende Einschätzung des Schlafes der letzten zwei Wochen. Bei dieser Schätzung sollen die üblichen/typischen Werte der gerade vergangenen 2 Wochen angegeben werden. Im PSQI wird somit ein eher globales Urteil zur Schlafqualität und den verschiedenen Schlafparametern wie Schlafdauer und Einschlaflatenz abgegeben sowie zu Tagesparametern wie Müdigkeit und Antrieb.

Das Schlaftagebuch dagegen unterteilt sich in ein Abend- und ein Morgenprotokoll und wird regelmäßig täglich am Abend und am Morgen ausgefüllt. Es liefert somit eine augenblickliche/momentane bzw. täglich-spezifische Einschätzung der Schlafqualität, verschiedener Schlafparameter und Faktoren der Tagesbeeinträchtigung wie Tagesmüdigkeit, Konzentration, Stimmung etc.

Viele Patienten haben vor der Therapie ein global sehr negatives Urteil bzgl. ihrer Schlafqualität. Vergleicht man die Veränderungen, die sich auf der globalen versus täglich-spezifischen Ebene ergeben, zeigen sich folgende Ergebnisse: die gravierendsten Verbesserungen finden sich in der Veränderung des globalen Urteils über die Schlafqualität. Der PSQI-Globalindex (s. Tabelle 8) sinkt von 13,1 zu Beginn der Therapie auf 8,1 am Ende der Therapie und auf 5,7 in der Katamnese. Die globale Schätzung der Schlafdauer, die die Patienten im PSQI abgeben, liegt zu Beginn der Therapie bei durchschnittlich 283,7 Min. (± 109,3), nachher bei 350 Min. (± 59).

Bei einer Mittelung der täglich-spezifischen Schätzungen der Schlafdauer in den Schlaftagebüchern über jeweils 14 Tage vor der Therapie und 14 Tage nach der Therapie ergibt sich ebenfalls eine Verbesserung von 317,3 (± 81,7) auf 349,4 (± 66,4) Minuten.

Die Einschlaflatenz liegt im PSQI vorher bei 87,5 (± 100,8), nachher bei 36,9 (± 32,3) Minuten. Im Schlaftagebuch verändert sich die Einschlaflatenz von vorher 60 Min. (± 35,5) auf 42,8 Min. (± 31,6).

Wie man diesen vergleichenden Daten entnehmen kann, findet eine Verbesserung auf beiden Ebenen statt: sowohl die globale als auch die tägliche Einschätzung der verschiedenen Schlafparameter, hier am Beispiel von Schlafdauer und Einschlaflatenz dargestellt, verbessern sich von Baseline zu Posttherapie. Jedoch verändert sich die globale Einschätzung stärker als die täglich-spezifische.

Einige Patienten haben zu Beginn der Therapie einen 'negativen Bias', d. h. in ihrem globalen Urteil erscheint der Schlaf negativer als dies im täglich-spezifischen Urteil der Fall ist.

An diesem Punkt ist es interessant, einen Vergleich zu gesunden Kontrollprobanden zu ziehen. Nach den uns bisher vorliegenden Daten ergibt sich folgendes Bild: die gesunden Kontrollen tendieren eher zu einem positiven Bias. D. h. ihr globales Urteil über ihren Schlaf ist positiver als das täglich-spezifische Urteil. Die global eingeschätzte Schlafdauer z. B. liegt über dem Mittelwert der täglichen Schätzungen. Ein Beispiel zeigt die folgende Abbildung:

Gesunde neigen wahrscheinlich eher dazu, den Focus bei ihrer globalen Beurteilung

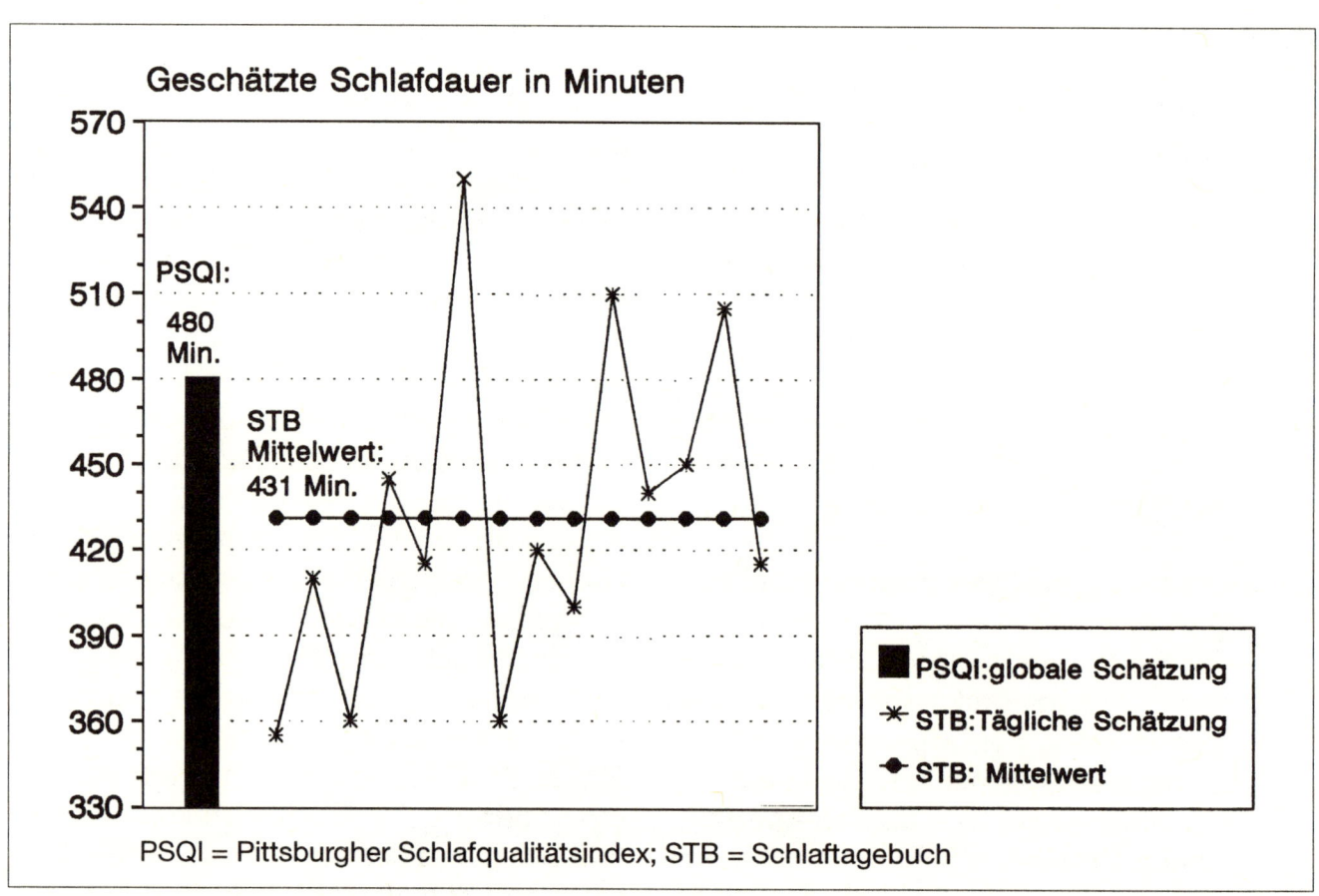

Abb. 24. globale Einschätzung der Schlafdauer im PSQI und täglich-spezifische Einschätzung bei einer gesunden 36jährigen Kontrollprobandin

ihrer Schlafqualität auf die guten Nächte zu legen und die schlechteren Nächte weniger in das Kalkül der Gesamtbeurteilung des Schlafes einzubeziehen. Bei den Patienten scheint vor der Therapie genau das Gegenteil der Fall zu sein: die Patienten fokussieren eher auf die schlechten Nächte, die ihre globale Beurteilung des Schlafes wesentlich bestimmen.

Diese Ergebnisse, die die Veränderungen der Kognitionen im Sinne globaler und täglicher Urteile betreffen, werden in weiteren Auswertungsschritten dieser Studie in Zusammenhang mit den möglichen Wirkfaktoren auf der Verhaltensebene gebracht, u. a. durch Vergleiche zwischen subjektiven Einschätzungen und Aktometrie.

7. Anhang: Materialien

7.1 Entspannungsanleitung

Die hier vorgelegte Entspannungsanleitung ist auf ca. 20–30 Minuten Dauer angelegt. In unseren Gruppen führen wir das Entspannungstraining in dieser Version am Ende jeder Sitzung durch. Eine lange Version findet sich z. B. bei Florin und Tunner (1975). Die Instruktion zum Ruhebild wird erst ab der zweiten Sitzung, nachdem es eingeführt wurde, gegeben. Die Cassetten können mit beiden Versionen (mit und ohne Ruhebild) besprochen werden.

Entspannungsanleitung

Einleitung

Setzen Sie sich bequem und entspannt hin. Rücken Sie sich solange zurecht, bis Sie ganz bequem sitzen und legen Sie störende Kleidungsstücke oder Gegenstände ab. Schließen Sie die Augen und stellen Sie sich innerlich auf die Entspannung ein: versuchen Sie, Ihre Muskeln so locker wie möglich zu lassen und konzentrieren Sie sich auf die Entspannung.

Wir beginnen mit den Armen

A
Ballen Sie jetzt die rechte und die linke Hand zur Faust und spüren Sie die Spannung in den Händen und Unterarmen. Halten Sie für kurze Zeit diese Spannung.

E
Öffnen Sie Ihre Hände wieder und beobachten den Unterschied zwischen der Anspannung und der Entspannung. Lassen Sie Ihre Hände ganz locker werden.

A
Jetzt wiederholen Sie diese Übung noch einmal: Spannen Sie beide Unterarme an, indem Sie die Hände zur Faust ballen. Beobachten Sie die Anspannung.

E
Und jetzt wieder entspannen. Öffnen Sie die Hände, strecken die Finger und spüren Sie den Wechsel von der Anspannung zur Entspannung. Lassen Sie die Entspannung bis in die Fingerspitzen fließen. Entspannen Sie die Hände und Unterarme und konzentrieren Sie sich auf diese Muskeln, die jetzt immer lockerer werden.

A
Jetzt spannen Sie die Oberarme an, indem sie die Ellenbogen beugen und die Hände zur Schulter führen. Spüren Sie die Spannung in den Oberarmen. Spannen Sie fest an.

E
Und jetzt wieder locker lassen. Legen Sie die Arme wieder bequem auf die Lehne und spüren Sie die angenehme Entspannung. Lassen Sie die Entspannung durch die Oberarme in die Unterarme bis in die Hände und Finger strömen.

Jetzt kommen wir zum Gesicht

E
Halten Sie die Augen weiter geschlossen und entspannen Sie Ihr ganzes Gesicht.

A
Heben Sie nun die Augenbrauen an, so daß sich auf Ihrer Stirn Falten bilden. Halten Sie diese Spannung.

E
Und wieder locker lassen. Lassen Sie Ihre Stirn ganz locker. Achten Sie auf den Unterschied von der Anspannung zur angenehmen Entspannung. Fühlen Sie, wie Ihre Stirn glatt wird bei der Entspannung.

A
Kneifen Sie jetzt die Augen zusammen und rümpfen Sie die Nase. Achten Sie auf die Spannung, die jetzt in den Augen und der Nase entsteht und halten Sie für eine kurze Zeit diese Spannung.

E
Und wieder entspannen. Lassen Sie die Augenpartie und die Nase ganz locker werden und entpannen Sie sich. Konzentrieren Sie sich nur auf das angenehme Gefühl der Entspannung.

A
Jetzt beißen Sie die Zähne aufeinander, ziehen die Mundwinkel nach hinten und pressen die Zunge fest gegen den Gaumen. Spannen Sie Ihre Kiefermuskeln fest an.

E
Und wieder locker lassen, entspannen Sie sich. Lassen Sie den Unterkiefer ganz locker werden. Fühlen Sie, wie sich Ihr ganzes Gesicht entspannt: die Stirn, die Augen-

partie, die Nase, der Mund und der Kiefer. Lassen Sie die Entspannung immer tiefer und tiefer werden. Spüren Sie, wie sich die Entspannung immer weiter ausbreitet und genießen Sie dieses angenehme Gefühl.

Und nun kommen wir zum Nacken und Hals

A
Drücken Sie Ihren Kopf nach hinten und fühlen Sie die Spannung in den Nackenmuskeln.

E
Und entpannen Sie wieder. Lassen Sie die Nackenmuskeln ganz locker werden.

A
Drücken Sie nun Ihren Kopf nach vorne auf die Brust und spüren sie die Spannung. Halten Sie die Spannung für eine kurze Zeit.

E
Und wieder locker lassen. Spüren Sie den Unterschied zwischen der Anspannung und der angenehmen Entspannung. Entspannen Sie Ihre Hals- und Nackenmuskulatur. Drehen Sie Ihren Kopf etwas nach rechts und links und lassen die Muskeln ganz locker und entspannt werden. Spüren Sie, wie die Entspannung tiefer und tiefer wird.

Als nächstes wenden wir uns den Schultern und oberen Rücken zu

A
Ziehen Sie die Schultern in die Höhe und halten Sie die Spannung.

E
Lassen Sie die Schultern wieder fallen und entspannen Sie sich. Ihre Schultern werden ganz locker und entspannt.

A
Ziehen Sie nun die Schultern in die Höhe und bewegen Sie kreisförmig. Spüren Sie die Spannung in den Schultern und im Rücken.

E
Und wieder entspannen. Achten Sie auf den Unterschied zwischen Anspannung und Entspannung. Fühlen Sie, wie sich Schultern und Rücken immer mehr lockern und entspannen.

Nun kommen wir zur Brust

E
Entspannen Sie Ihren ganzen Körper und atmen Sie ruhig ein und aus. Spüren Sie die Entspannung beim Ausatmen.

A
Atmen Sie nun tief ein und halten Sie die Luft für kurze Zeit an. Fühlen Sie die Spannung in Ihrer Brust.

E
Und atmen Sie wieder aus. Fühlen Sie die Entspannung beim langsamen Ausatmen, die sich mehr und mehr ausbreitet. Atmen Sie weiter ruhig ein und aus und genießen Sie die Entspannung.

A
Atmen Sie noch einmal tief ein und halten die Luft für kurze Zeit an.

E
Atmen Sie wieder aus und fühlen den angenehmen Wechsel von der Anspannung zur Entspannung. Atmen Sie wieder ruhig ein und aus und beobachten Sie, wie sich die Entspannung immer mehr ausbreitet von der Brust in den Rücken, die Schultern, den Nacken und Hals, das Gesicht und die Arme. Lassen Sie ganz locker und genießen Sie die Entspannung.

> Denken Sie jetzt an Ihr **Ruhebild**
> Stellen Sie sich die Situation möglichst detailliert vor: was können Sie sehen, hören, fühlen und riechen? In welcher Jahreszeit spielt sich diese Situation ab und zu welcher Tageszeit? Lassen Sie diese angenehme Situation auf sich wirken und versuchen Sie immer weiter mit allen Ihren Sinnen, sich diese angenehme Situation vorzustellen.

Als nächstes kommen wir zu den Bauchmuskeln

A
Ziehen Sie Ihren Bauch nach innen, so daß sich die Muskeln spannen. Spüren Sie die Anspannung.

E
Und wieder locker lassen. Entspannen Sie Ihre Bauchmuskeln, lassen Sie sie ganz locker werden.

A
Und noch einmal: spannen Sie Ihre Bauchmuskeln an, halten Sie kurz die Spannung

E
Und entspannen Sie wieder. Lassen Sie die Bauchmuskeln ganz locker werden.

Atmen sie ruhig ein und aus und spüren Sie, wie die Entspannung sich im Bauch- und Brustbereich ausweitet und tiefer und tiefer wird.

Nun kommen wir zu den Beinen

A

Drücken Sie die Fersen fest gegen den Boden, ziehen Sie die Zehen nach oben und spannen Sie Unterschenkel, Oberschenkel und die Gesäßmuskeln fest an. Achten Sie auf die Anspannung.

E

Und wieder locker lassen. Entspannen Sie Füße, Unterschenkel, Oberschenkel und die Gesäßmuskeln.

E

Und wieder locker lassen. Entspannen Sie Füße, Unterschenkel, Oberschenkel und die Gesäßmuskeln.

A

Noch einmal: pressen Sie die Fersen auf den Boden, ziehen Sie die Zehenspitzen nach oben und spannen Unterschenkel, Oberschenkel und Gesäßmuskeln fest an.

E

Jetzt entspannen Sie wieder.
Lassen Sie die Entspannung sich im ganzen Körper ausbreiten: von den Zehenspitzen über die Unterschenkel, die Oberschenkel, Gesäßmuskeln, den Rücken, die Bauchgegend, die Brust, die Schultern, den Nacken und Hals, in die Arme und Hände bis in die Fingerspitzen hinein und in das Gesicht: die Stirn ist angenehm glatt und entspannt, die Augenpartie ist ganz entspannt, die Augenlider werden schwer und der Unterkiefer ist ganz locker.

> Denken Sie jetzt noch einmal an Ihr **Ruhebild**
> Stellen Sie sich die Situation möglichst detailliert vor: was können Sie sehen, hören, fühlen und riechen? In welcher Jahreszeit spielt sich diese Situation ab und zu welcher Tageszeit? Lassen Sie diese angenehme Situation auf sich wirken und versuchen Sie immer weiter mit allen Ihren Sinnen, sich diese angenehme Situation vorzustellen.

Fühlen Sie, wie sich die Entspannung im ganzen Körper ausbreitet. Lassen Sie sich einfach gehen und entspannen Sie sich weiter. Atmen Sie ruhig ein und aus. Spüren Sie, wie die Entspannung tiefer und tiefer wird und lassen Sie einfach los. Entspannen Sie sich weiter, immer tiefer. Atmen Sie tief ein und langsam wieder aus. Fühlen Sie eine angenehme Schwere und Entspannung. Und entspannen Sie weiter und weiter.

Beenden der Entspannung

Jetzt beenden wir allmählich die Entspannung. Bewegen Sie hierzu zunächst die Füße und Beine, danach die Hände und Arme, den Kopf und die Schultern, strecken Sie sich und öffnen dann die Augen.

7.2 Schlaffragebogen (PSQI)
(nach Buysse et al., 1989)

Pittsburgher Schlafqualitätsindex (PSQI)

Name: _____

Geb.datum: _____

Datum: _____

Durchführungsanweisungen:

Die folgenden Fragen beziehen sich auf ihre üblichen Schlafgewohnheiten und zwar nur während der letzten zwei Wochen. Ihre Antworten sollten möglichst genau sein und sich auf die Mehrzahl der Tage und Nächte während der letzten zwei Wochen beziehen. Beantworten Sie bitte alle Fragen.

1. Wann sind sie während der letzten zwei Wochen gewöhnlich abends zu Bett gegangen?

   Übliche Uhrzeit: _____

2. Wie lange hat es während der letzten zwei Wochen gewöhnlich gedauert, bis Sie nachts eingeschlafen sind?

   In Minuten: _____

3. Wann sind Sie während der letzten zwei Wochen gewöhnlich morgens aufgestanden?

   Übliche Uhrzeit: _____

4. Wieviele Stunden haben Sie während der letzten zwei Wochen pro Nacht tatsächlich geschlafen? (Das muß nicht mit der Anzahl der Stunden übereinstimmen, die Sie im Bett verbracht haben.)

   Effektive Schlafzeit (Stunden) pro Nacht: _____

Kreuzen Sie bitte für jede der folgende Fragen die für sie zutreffende Antwort an. Beantworten Sie bitte alle Fragen.

5. Wie oft haben Sie während der letzten zwei Wochen schlecht geschlafen, weil ...

   a) ... Sie nicht innerhalb von 30 Minuten einschlafen konnten?

Während der letzten zwei Wochen gar nicht	Weniger als einmal pro Woche	Einmal oder zweimal pro Woche	Dreimal oder häufiger pro Woche
☐	☐	☐	☐

   b) ... Sie mitten in der Nacht oder früh morgens aufgewacht sind?

Während der letzten zwei Wochen gar nicht	Weniger als einmal pro Woche	Einmal oder zweimal pro Woche	Dreimal oder häufiger pro Woche
☐	☐	☐	☐

   c) ... Sie aufstehen mußten, um zur Toilette zu gehen?

Während der letzten zwei Wochen gar nicht	Weniger als einmal pro Woche	Einmal oder zweimal pro Woche	Dreimal oder häufiger pro Woche
☐	☐	☐	☐

   d) ... Sie Beschwerden beim Atmen hatten?

Während der letzten zwei Wochen gar nicht	Weniger als einmal pro Woche	Einmal oder zweimal pro Woche	Dreimal oder häufiger pro Woche
☐	☐	☐	☐

   e) ... Sie husten mußten oder laut geschnarcht haben?

Während der letzten zwei Wochen gar nicht	Weniger als einmal pro Woche	Einmal oder zweimal pro Woche	Dreimal oder häufiger pro Woche
☐	☐	☐	☐

f) ... Ihnen zu kalt war?

Während der letzten zwei Wochen gar nicht	Weniger als einmal pro Woche	Einmal oder zweimal pro Woche	Dreimal oder häufiger pro Woche
☐	☐	☐	☐

g) ... Ihnen zu warm war?

Während der letzten zwei Wochen gar nicht	Weniger als einmal pro Woche	Einmal oder zweimal pro Woche	Dreimal oder häufiger pro Woche
☐	☐	☐	☐

h) ... Sie schlecht geträumt hatten?

Während der letzten zwei Wochen gar nicht	Weniger als einmal pro Woche	Einmal oder zweimal pro Woche	Dreimal oder häufiger pro Woche
☐	☐	☐	☐

i) ... Sie Schmerzen hatten?

Während der letzten zwei Wochen gar nicht	Weniger als einmal pro Woche	Einmal oder zweimal pro Woche	Dreimal oder häufiger pro Woche
☐	☐	☐	☐

j) Andere Gründe? Bitte beschreiben:

_____

_____

Wie oft während der letzten Zeit konnten Sie aus diesem Grund schlecht schlafen?

Während der letzten zwei Wochen gar nicht	Weniger als einmal pro Woche	Einmal oder zweimal pro Woche	Dreimal oder häufiger pro Woche
☐	☐	☐	☐

6. Wie würden Sie insgesamt die Qualität ihres Schlafes während der letzten zwei Wochen beurteilen?

sehr gut	ziemlich gut	ziemlich schlecht	sehr schlecht
☐	☐	☐	☐

7. Wie oft haben Sie während der letzten zwei Wochen Schlafmittel eingenommen (vom Arzt verschriebene oder frei verkäufliche)?

Während der letzten zwei Wochen gar nicht	Weniger als einmal pro Woche	Einmal oder zweimal pro Woche	Dreimal oder häufiger pro Woche
☐	☐	☐	☐

Wenn ja, bitte Präparat und Dosis angeben:

_____

8. Wie oft hatten Sie während der letzten zwei Wochen Schwierigkeiten, wachzubleiben, etwa beim Autofahren, beim Essen oder bei gesellschaftlichenf Anlässen?

Während der letzten zwei Wochen gar nicht	Weniger als einmal pro Woche	Einmal oder zweimal pro Woche	Dreimal oder häufiger pro Woche
☐	☐	☐	☐

9. Hatten Sie während der letzten zwei Wochen Probleme, mit genügend Schwung die üblichen Alltagsaufgaben zu erledigen?

keine Probleme	kaum Probleme	etwas Probleme	große Probleme
☐	☐	☐	☐

10. Schlafen Sie alleine im Zimmer?

ja	ja, aber ein Partner/Mitbewohner schläft in einem anderen Zimmer	nein, der Partner schläft im selben Zimmer, aber nicht im selben Bett	nein, der Partner schläft im selben Bett
☐	☐	☐	☐

Falls Sie einen Mitbewohner oder Partner haben, fragen Sie sie/ihn bitte, ob und wie oft er/sie bei Ihnen folgendes bemerkt hat:

a) Lautes Schnarchen:

Während der letzten zwei Wochen gar nicht	Weniger als einmal pro Woche	Einmal oder zweimal pro Woche	Dreimal oder häufiger pro Woche
☐	☐	☐	☐

b) Lange Atempausen während des Schlafes:

Während der letzten zwei Wochen gar nicht	Weniger als einmal pro Woche	Einmal oder zweimal pro Woche	Dreimal oder häufiger pro Woche
☐	☐	☐	☐

c) Zucken oder ruckartige Bewegungen der Beine während des Schlafs:

Während der letzten zwei Wochen gar nicht	Weniger als einmal pro Woche	Einmal oder zweimal pro Woche	Dreimal oder häufiger pro Woche
☐	☐	☐	☐

d) Nächtliche Phasen der Verwirrung oder Desorientierung während des Schlafes:

Während der letzten zwei Wochen gar nicht	Weniger als einmal pro Woche	Einmal oder zweimal pro Woche	Dreimal oder häufiger pro Woche
☐	☐	☐	☐

e) Andere Formen von Unruhe während des Schlafens; bitte beschreiben:

_____

_____

Während der letzten zwei Wochen gar nicht	Weniger als einmal pro Woche	Einmal oder zweimal pro Woche	Dreimal oder häufiger pro Woche
☐	☐	☐	☐

Auswertungsbogen für den PSQI

Name: _____

Der Pittsburger Schlafqualitätsindes (PSQI) umfaßt 19 Fragen auf Selbstbeurteilungsbasis sowie 5 Fragen, die von dem Partner oder Mitbewohner, sofern vorhanden, beurteilt werden. Nur die selbstbeurteilten Fragen gehen in die quantitative Auswertung ein. Die 19 Selbstbeurteilungsitems werden zu „Komponenten"werten kombiniert, von denen jeder einen Wert von 0 bis 3 Punkten annehmen kann.

Ein Wert von „0" bedeutet in allen Fällen „keine Schwierigkeiten", während ein Wert von „3" „große Schwierigkeiten" bedeutet. Die sieben Komponentenwerte werden dann zusammengezählt, um einen „Gesamtwert" von 0 bis 21 Punkten zu errechnen, wobei „0" wieder für „keinerlei Schwierigkeiten" steht und „21" für „große Schwierigkeiten in allen Bereichen". Der Cut-off zur Trennung guter und schlechter Schläfer liegt bei einem PSQI-Gesamtwert von 5. Ein Gesamtwert über 5 Punkten weist auf eine schlechte Schlafqualität hin.

Die Bewertung verläuft folgendermaßen:

Komponente 1: Subjektive Schlafqualität

Gehe zu Frage 6 und bewerte folgendermaßen:

Antwort	*Komponentenwert 1*
„Sehr gut"	0
„Ziemlich gut"	1
„Ziemlich schlecht"	2
„Sehr schlecht"	3

Komponentenwert 1: ____

Komponente 2: Schlaflatenz

1. Gehe zu Frage 2 und bewerte folgendermaßen:

Antwort	*Wert Frage 2:*
≤ 15 Min.	0
16–30 Min.	1
31–60 Min.	2
> 60 Min.	3

Wert Frage 2: ____

2. Gehe zu Frage 5a und bewerte folgendermaßen:

Antwort	Wert Frage 5a:
Gar nicht	0
Weniger als einmal	1
Einmal od. zweimal	2
Dreimal od. häufiger	3

   Wert Frage 5a: ____

3. Wert von Frage 2 und 5a addieren:

   Summe von 2 und 5a: ____

4. Bewerte Komponente 2 folgendermaßen:

Summe von 2 und 5a	Komponentenwert 2
0	0
1–2	1
3–4	2
5–6	3

   Komponentenwert 2: ____

Komponente 3: Schlafdauer

Gehe zu Frage 4 und bewerte folgendermaßen:

Antwort	Komponentenwert
≥ 7 Std.	0
6 bis 7 Std.	1
5 bis 6 Std.	2
< 5 Std.	3

Komponentenwert 3: ____

Komponente 4: Schlafeffizienz

1. Notiere die Schlafzeit in Stunden (Frage 4): ____

2. Berechne die Anzahl der im Bett verbrachten Stunden:

    Aufstehzeit (Frage 3): ____
    Zubettgehzeit (Frage 1): ____

    Anzahl der im Bett verbrachten Stunden: ____

3. Berechne die Schlafeffizienz folgendermaßen:

    (Schlafzeit in Stunden/Anzahl der im Bett verbrachten Stunden) x 100 = Schlafeffizienz %

    (____/____) x 100 = ____ %

4. Bewerte Komponente 4 folgendermaßen:

Schlafeffizienz %	*Komponentenwert 4*
≥ 85 %	0
75–84 %	1
65–74 %	2
< 65 %	3

Komponentenwert 4: ____

Komponente 5: Schlafstörungen

1. Gehe zu Frage 5b–5j und bewerte jede Frage folgendermaßen:

Antwort	*Wert*
Gar nicht	0
Weniger als einmal	1
Einmal oder zweimal	2
Dreimal oder häufiger	3

5b Wert: ____
5c Wert: ____
5d Wert: ____

5e	Wert: ____
5f	Wert: ____
5g	Wert: ____
5h	Wert: ____
5i	Wert: ____
5j	Wert: ____

2. Addiere die Werte der Fragen 5b–5j:

   Summe 5b–5j: ____

3. Bewerte Komponentenwert 5 folgendermaßen:

Summe von 5b–5j	*Komponentenwert 5*
0	0
1–9	1
10–18	2
19–27	3

   Komponentenwert 5: ____

Komponente 6: Schlafmittelkonsum

Gehe zu Frage 7 und bewerte folgendermaßen:

Antwort	*Komponentenwert 6*
Gar nicht	0
Weniger als einmal	1
Einmal oder zweimal	2
Dreimal oder häufiger	3

Komponentenwert 6: ____

Komponente 7: Tagemüdigkeit

1. Gehe zu Frage 8 und bewerte folgendermaßen:

Antwort	*Wert*
Nie	0
Weniger als einmal pro Woche	1
Einmal oder zweimal pro Woche	2
Dreimal oder häufiger pro Woche	3

Wert Frage 8: ____

2. Gehe zu Frage 9 und bewerte folgendermaßen:

   Antwort   *Wert*

   Keine Probleme   0
   Kaum Probleme   1
   Etwas Probleme   2
   Große Probleme   3

   Wert Frage 9: ____

3. Addiere die Werte der Fragen 8 und 9:

   Summe von 8 und 9: ____

4. Bewerte Komponente 7 folgendermaßen:

   Summe von 8 und 9   *Komponentenwert 7*

   0   0
   1–2   1
   3–4   2
   5–6   3

   Komponentenwert 7: ____

Hinweis: Die Antworten der Frage 10 gehen nicht in den numerischen Gesamtwert des PSQI ein, sondern dienen qualitativ als Hinweise für das Vorliegen organischer Faktoren wie Apnoe oder Restless legs.

Addiere die sieben Komponentenwerte = Gesamtwert PSQI

Schlafqualität   (Komponente 1): _____
Schlaflatenz   (Komponente 2): _____
Schlafdauer   (Komponente 3): _____
Schlafeffizienz   (Komponente 4): _____
Schlafstörungen   (Komponente 5): _____
Schlafmittelkonsum   (Komponente 6): _____
Tagesmüdigkeit   (Komponente 7): _____

Gesamtwert PSQI: _____

7.3 Schlaftagebuch

Name: _____ Woche vom _____ bis _____

Abendprotokoll: bitte am Abend vor dem Schlafengehen ausfüllen

Datum:			
Tagesmüdigkeit: 1 = Keine Müdigkeit 8 = Starke Müdigkeit	1-2-3-4-5-6-7-8	1-2-3-4-5-6-7-8	1-2-3-4-5-6-7-8
Konzentration: 1 = sehr konzentriert 8 = sehr unkonzentriert	1-2-3-4-5-6-7-8	1-2-3-4-5-6-7-8	1-2-3-4-5-6-7-8
Stimmung: 1 = sehr gute Stimmung 8 = sehr schlechte Stimmung	1-2-3-4-5-6-7-8	1-2-3-4-5-6-7-8	1-2-3-4-5-6-7-8
Schlaf am Tag wie z. B. Mittagsschlaf, Nickerchen vorm Fernseher etc. Dauer (in Std./Min.):			
Genußmittel wie Kaffee, Tee, Cola, Alkohol: Menge und Uhrzeit angeben			
Körperliche Entspanntheit am Abend: 1 = sehr entspannt 8 = sehr angespannt	1-2-3-4-5-6-7-8	1-2-3-4-5-6-7-8	1-2-3-4-5-6-7-8

1-2-3-4-5-6-7-8	1-2-3-4-5-6-7-8	1-2-3-4-5-6-7-8	1-2-3-4-5-6-7-8
1-2-3-4-5-6-7-8	1-2-3-4-5-6-7-8	1-2-3-4-5-6-7-8	1-2-3-4-5-6-7-8
1-2-3-4-5-6-7-8	1-2-3-4-5-6-7-8	1-2-3-4-5-6-7-8	1-2-3-4-5-6-7-8
1-2-3-4-5-6-7-8	1-2-3-4-5-6-7-8	1-2-3-4-5-6-7-8	1-2-3-4-5-6-7-8

Morgenprotokoll: bitte morgens nach dem Aufstehen ausfüllen

Datum:			
Schlafqualität: 1 = sehr gut 8 = sehr schlecht	1-2-3-4-5-6-7-8	1-2-3-4-5-6-7-8	1-2-3-4-5-6-7-8
Gefühl des Erholtseins: 1 = sehr gut 8 = sehr schlecht	1-2-3-4-5-6-7-8	1-2-3-4-5-6-7-8	1-2-3-4-5-6-7-8
Zubettgehen: Müdigkeit? 1 = keine Müdigkeit 8 = starke Müdigkeit	1-2-3-4-5-6-7-8	1-2-3-4-5-6-7-8	1-2-3-4-5-6-7-8
Licht gelöscht (Uhrzeit)			
Einschlafdauer (Std./Min.)			
Wie oft aufgewacht?			
Wie lang waren Sie dann jeweils wach? (Std./Min.)			
Wann sind Sie endgültig aufgewacht? (Uhrzeit)			
Wann sind Sie morgens aufgestanden? (Uhrzeit)			
Wie lange haben Sie geschlafen (Std./Min.)			
Wie lange haben Sie im Bett gelegen? (Std./Min.)			
Haben Sie Schlafmittel genommen? Wenn ja, Präparat und Dosis angeben			

1-2-3-4-5-6-7-8	1-2-3-4-5-6-7-8	1-2-3-4-5-6-7-8	1-2-3-4-5-6-7-8
1-2-3-4-5-6-7-8	1-2-3-4-5-6-7-8	1-2-3-4-5-6-7-8	1-2-3-4-5-6-7-8
1-2-3-4-5-6-7-8	1-2-3-4-5-6-7-8	1-2-3-4-5-6-7-8	1-2-3-4-5-6-7-8

7.4. Adressen der Schlaflabore in Deutschland, Österreich und der Schweiz

Deutschland

Medizinische Fakultät (Charité)
Humboldt Universität
    Innere Klinik/Schlafmedizinisches Zentrum
Luisenstr. 13a
D 10117 BERLIN
Tel. (030) 2802-5286/ -4855
Fax (030) 2802-5905

Krankenhaus Neukölln
    III. Innere Abteilung
Rudower Str. 48
D 12351 BERLIN
Tel. (030) 6004-1
Fax (030) 6004-3278

Wilhelm-Griesinger-Krankenhaus
    Schlafpolygraphisches Labor
Brebacher Weg 15
D 12683 BERLIN
Tel. (030) 5680-283
Fax (030) 5680-241

Interdisziplinäre Schlafambulanz der FU
    Abtl. Neurologie
    Augustenburger Platz 1
D 13353 BERLIN
Tel. (030) 4505-60158 oder 60278
Fax (030) 4505-60901

DRK-Krankenhaus Mark Brandenburg
    Pneumologie
Drontheimer Str. 39
D 13359 BERLIN
Tel. (030) 4907-344/345/346
Fax (030) 4907-213

Interdisziplinäre Schlafambulanz der FU
    Abtl. Psychiatrie
Eschenallee 3
D 14050 BERLIN
Tel. (030) 3003-624
Fax (030) 3003-393

Fachklinik für Lungenkrankheiten und
Tuberkulose
    Straße nach Fichtenwalde 16
D 14547 BEELITZ-Heilstätten
Tel. (033204) 38270
Fax (033204) 38309

Lungenklinik des Klinikums Schwerin
    Lankower Straße 11–15
D 19049 SCHWERIN
Tel. (0385) 520-5632

Neurologische Klinik des Klinikums Schwerin
    Wismarsche Straße 393
D 19055 SCHWERIN
Tel. (0385) 520-3113 oder -3114

Krankenhaus Großhansdorf
    Wöhrendamm 80
D 22927 GROSSHANSDORF
Tel. (04102) 601-0
Fax (04102) 601-245

Klinik Norderney / Klinik für Erkrankungen
der Atmungsorgane und Allergien
    Kaiserstraße 26
D 26548 NORDERNEY
Tel. (04932) 892-200
Fax (04932) 892-211

Karl-Hansen-Klinik für Atemwegs-
erkrankungen und Allergie/Schlaflabor
Antoniusstr. 19
D 33175 BAD LIPPSPRINGE
Tel. (05252) 954050
Fax (05252) 954006

Neurologische Klinik am
Ev. Johannes Krankenhaus
Schildescher Str. 99
D 33611 BIELEFELD
Tel. (0521) 801-4550
Fax (0521) 801-4552

Neurologische Klinik Hephata
Schimmelpfengstraße
D 34613 SCHWALMSTADT
Tel. (06691) 18-260 -206
Fax (06691) 18-189

Medizinische Poliklinik der Universität
Zeitreihenlabor
Baldingerstr. 1
D 35033 MARBURG
Tel. (06421) 28-2717
Fax (06421) 28-4958

Psychiatrische Klinik der Universität
Von-Siebold-Str. 5
D 37075 GÖTTINGEN
Tel. (0551) 39-6761-8493-8484
Fax (0551) 39-6761

Fachklinik Balzerborn der LVA Hannover
Schlaflabor
Balzerbornweg 27
D 37242 BAD SOODEN-ALLENDORF
Tel. (05652) 52750
Fax (05652) 52600

Krankenhaus Lostau
Schlaflabor
Lindenstr. 2
D 39291 LOSTAU
Tel. (039222) 80
Fax (039222) 2698

Schlaflabor der Neurologischen Klinik
Maria Hilf GmbH
Südwall 27
D 41179 MÖNCHENGLADBACH
Tel. (021 61) 587-157
Fax (021 61) 587-154

Neurologische Klinik
Universität Witten/Herdecke
Klinikum Wuppertal
Schlaflabor
Heusnerstr. 40
D 42283 WUPPERTAL
Tel. (0202) 896-2647
Fax (0202) 896-2103

Katholisches Krankenhaus Marienhospital
Universitätsklinik der Ruhr Universität
Hölkeskampring 40
D 44625 HERNE
Tel.(02323) 4990
Fax (02323) 499360

BG Krankenanstalten
Klinik der Ruhruniversität Bergmannsheil/
Medizinische Klinik
Pneumologie
Gilsingstr. 14
D 44789 BOCHUM
Tel. (0234) 3026800
Fax (0234) 3026420

Ruhr-Universität Bochum
Abtl. für Angewandte Physiologie
Universitätsstr. 150
D 44801 BOCHUM
Tel. (0234) 700-4884
Fax (0234) 709-4250

Schlaflabor
Abtl. Pneumologie-Universitätsklinik
Ruhrlandklinik
Tüschener Weg 40
D 45239 ESSEN-HAIDHAUSEN
Tel. (0201) 4309-1
Fax (0201) 4309-498

Vestische Kinderklinik
Lloydstr. 5
D 45704 DATTELN
Tel. (02363) 975272
Fax (02363) 64211

Psychologisches Institut II
Labor für experimentelle
Schlafuntersuchungen
Fliednerstr. 21
D 48149 MÜNSTER
Tel. (0251) 83-4141-4115
Fax (0251) 83-8387

Schlaflabor Krankenhaus Düren
Roonstr. 30
D 52351 DÜREN
Tel. (02421)-301423
Fax (02421)-37827

Neurologische Universitätsklinik
Sigmund-Freud-Str. 25
D 53127 BONN
Tel. (0228) 287-6942,5085
Fax (0228) 287-5024

Psychiatrische Universitätsklinik
Sigmund-Freud-Str. 25
D 53127 BONN
Tel. (0228) 287-6946
Fax (0228) 287-6097

Fachkrankenhaus Kloster Grafschaft
Abtl. Innere Medizin und Pneumologie
D 57392 SCHMALLENBERG
Tel. (02972) 791-1/-2501
Fax (02972) 791-202

Klinik Ambrock
Ambrocker Weg 60
D 58091 HAGEN
Tel. (02331) 974-0-201-200
Fax (02331) 974-209

Klinikum der J.W.Goethe-Universität
Zentrum der Psychiatrie,
Schlafambulanz
Heinrich-Hoffmann-Str. 10
D 60528 FRANKFURT
Tel. (069) 6301-5004
Fax (069) 6301-5290

Desaga Klinik
Nibelungenstr. 101
D 64678 LINDENFELS
Tel. (06255) 3040
Fax (06255) 30490

Zentralinstitut für Seelische Gesundheit
J 5
D 68159 MANNHEIM
Tel. (0621)1 703-1-601
Fax (0621)23429

Thoraxklinik der LVA Baden
Amalienstr. 5
D 69126 HEIDELBERG
Tel. (06221) 396-231
Fax (06221) 396-476

Landesklinik Nordschwarzwald
D 75365 CALW
Tel. (07051) 586-1
Fax (07051) 586-2268

Pfalzklinik Landeck
Weinstraße 100
D 76889 KLINGENMÜNSTER
Tel. (06349) 79-1000,111 8,111 9
Fax (06349) 79-1099

Neurologische Klinik
Kreiskrankenhaus Lahr
Klostenstraße 19
D 77933 LAHR
Tel. (07821) 93-2700
Fax (07821) 93-2062

Psychiatrische Klinik der Universität
Hauptstr. 5
D 79104 FREIBURG
Tel. (0761) 270-6501/6568
Fax (0761) 270-6523

Medizinische Klinik der Universität
  Pneumologie
  Hugstetter Str. 66
  D 79106 FREIBURG
  Tel. (0761) 270-3705
  Fax. (0761) 270-3704

Reha-Klinik
  Muchenländer Str. 4a
  D 79837 ST. BLASIEN
  Tel. (07672) 487-0
  Fax. (07672) 487-232

Max-Planck-Institut für Psychiatrie
  Kraepelinstr. 10
  D 80804 MÜNCHEN
  Tel. (089) 30622-571
  Fax (089) 30622-483 od. 2200

Klinik Rechts der Isar
  Psychiatrische Klinik der TU
  Ismaninger Str. 22
  D 81675 MÜNCHEN
  Tel. (089) 41404280
  Fax (089) 41 804888

Zentralkrankenhaus Gauting
  Pneumolog. Abtl. / Schlaflabor
  Unterbrunnerstr. 85
  D 82131 GAUTING
  Tel. (089) 85791-367
  Fax (089) 8502390

Fachkliniken Wangen
  Medizinisch-Pneumologische Abtl.
  Am Vogelherd 4
  D 88239 WANGEN im Allgäu
  Tel. (07522) 797-0
  Fax (07522) 797-120

Universität Ulm
  Abtl. Innere Medizin II, Schlaflabor
  Robert-Koch-Str. 8
  D 89081 ULM
  Tel. (0731) 502-1908 -4445
  Fax (0731) 502-4442

Medizinische Klinik 3
  Klinikum Nord der Stadt Nürnberg
  Flurstr. 17
  D 90340 NÜRNBERG
  Tel. (0911) 398-2050
  Fax (091 1) 398-2441

Medizinische Klinik I mit Poliklinik
  Krankenhausstr. 12
  D 91054 ERLANGEN
  Tel. (09131) 85-3434
  Fax (091 31) 85-6909

Bezirkskrankenhaus
  Universitätsstr. 84
  D 93042 REGENSBURG
  Tel. (0941) 941-131
  Fax (0941) 941-106

Fachklinik für Atemwegserkrankungen
  Donaustauf
  Ludwigstr. 68
  D 93093 DONAUSTAUF
  Tel. (09403) 80-215
  Fax (09403) 80-211

Klinik für Neurologie
  MH Erfurt
  Nordhäuser Str. 74
  D 99089 ERFURT
  Tel. (0361) 781-2140
  Fax (0361) 781-21 32

Zentralklinik Bad Berka
  Schlaflabor
  Robert-Koch-Allee 9
  D 99437 BAD BERKA
  Tel. (036458) 51556
  Fax (033204) 221 80

Kreiskrankenhaus Blankenhain
  Wirthstraße 5
  D 99444 BLANKENHAIN
  Tel. (036459) 52310
  Fax (036459) 52200

Robert Koch Krankenhaus Apolda
  Robert-Koch-Str. 6-8
  D 99510 APOLDA
  Tel. (03644) 611284
  Fax (03644) 2705

Schweiz

Psychiatrische Universitätsklinik Basel
  Chronobiologie
  Wilhelm-Klein-Str. 27
  CH 4025 BASEL

Psychiatrische Universitätsklinik Basel
  Klinische Schlafforschung
  Wilhelm-Klein-Str. 27
  CH 4025 BASEL

Universitätsspital Bern/Inselspital
  Departement für Neurologie/Pneumologie
  Abteilung Schlafstörungen
  CH 3010 BERN

Institutions universitaire
de psychiatrie de Genève
  Unité d'investigation et de traitement des
  troubles du sommeil
  2, Chemin du Petit-Bel-Air
  CH 1225 CHENE-BOURG

Pharmakologisches Institut
der Universität Zürich
  Abteilung für Schlafforschung
  und Psychopharmakologie
  Winterthurerstr. 190
  CH 8057 ZÜRICH

Universitätsspital Zürich
  Departement für Innere Medizin
  Abteilung für Pneumologie
  Rämistr. 100
  CH 8091 ZÜRICH

Zürcher Höhenklinik Wald
  Spezialklinik für Lungenkrankheiten
  Innere Medizin und Neurorehabilitation
  CH 8639 FALTIGBERG

Österreich

Krankenhaus der Elisabethinen
  Pulmologisches Schlaflabor
  Fadingerstr. 1
  A 4010 LINZ
  Tel. 0732/76760/298

Landeskrankenhaus
  Pulmologisches Schlaflabor
  Grieskirchener Str. 42
  A 4600 WELS
  Tel. 07242/4150/2308

Institut für klinische Neurophysiologie
  Humboldtstr. 47
  A 8020 GRAZ
  Tel. 0316/323312

Elektrobiologische Abteilung der
Steiermärkischen Krankenanstalten-GmbH
  Auenbruggerplatz 22
  A 8020 GRAZ
  Tel. 0316/385/2206

Neurologisches Schlaflabor
der Neurologischen Klinik
  Anichstr. 35
  A 6020 INNSBRUCK
  Tel. 0512/5040/3877

Wilhelminenspital
  Montlearstr. 37
  A 1171 WIEN
  Tel. 0222/49150/3124 oder 2339

Krankenhaus Lainz
  Pulmologisches Schlaflabor
  Wolkersbergenstr. 1
  A 1130 WIEN
  Tel. 0222/80110/2620

Allgemeines Krankenhaus Wien
  Währinger Gürtel 18–20
  A 1090 WIEN

  – Schlafambulanz der Psychiatrischen Klinik
    Tel. 0222/40400/3119 oder 3537

  – Schlafambulanz der Pulmologi
    Tel. 0222/40404/7091

  – Schlafambulanz der Neurologischen Klinik
    Tel. 0222/40400/3107 oder 3124

Pulmologisches Zentrum der Stadt Wien
  Sanatoriumstr. 2
  A 1145 WIEN
  Tel. 0222/949060/2717

Schlafmedizinisches Zentrum
  des Sanatoriums Liebhartstal
  Kollburggasse 6–10
  A 1160 WIEN
  Tel. 0222/463188

Rudolfinerhaus
  Billrothstr. 78
  A 1190 WIEN
  Tel. 0222/47606

Die Confraternität
  Skodagasse 32
  A 1080 WIEN
  Tel. 0222/401140

8. Literatur

Adam, K., Tomeny, M., Oswalt, I. (1986): Physiological and psychological differences between good and poor sleepers. Journal of Psychiatry Research, 20, 301–316.

American Psychiatric Association (APA) (1987): Diagnostic and Statistical Manual of Mental Disorders, 3rd ed. revised (DSM-III-R). Washington. Deutsche Bearbeitung: Wittchen, H.U., Zaudig, M., Koehler, K., Saß, H. (1989). Weinheim: Beltz.

Aserinsky, E., Kleitman, N. (1953): Regularly occuring periods of eye motility and concomitant phenomena during sleep. In: Science, 118, 273–274.

Association of Sleep Disorders Centers (ASDC) (1979): Diagnostic Classification of Sleep and Arousal Disorders. In: Sleep, 2, 1–137.

Backhaus, J., Schramm, E., Hohagen, F., Lis S., Riemann, D., Berger, M. (1994): Kognitiv-verhaltenstherapeutische Gruppentherapie bei Patienten mit primärer Insomnie. In: Wiener Medizinische Wochenschrift, 144, Sonderheft, 79–81.

Beck, A.T., Rush, A.J., Shaw, B.F., Emergy, G. (1979): Cognitive Therapy of depression. New York: Guilford Press.

Beck, A.T., Rush, A.J., Shaw, B.F., Emergy, G. (1994): Kognitive Therapie der Depression. Hrsg. von M. Hautzinger, 4. Aufl. Weinheim: Psychologie Verlags Union.

Beck, A.T., Steer, R.A. (1987): Beck Depression Inventory. The Psychological Corporation San Antonio.

Bootzin, R.R. (1972): A stimulus control treatment for insomnia. In: Proceedings of the 80th Annual Convention of the American Psychological Association, 395–396.

Bootzin, R.R. (1980): Verhaltenstherapeutische Behandlung von Schlafstörungen. Psychotherapeutische Praxis. Begleitheft zur Tonkassette. München: Pfeiffer.

Bootzin, R.R., Nicassio, P.M. (1978): Behavioral treatments for insomnia. In: Hersen, M., Eisler, R., Miller, P. (Eds.): Progress in behavior modification 6. New York.

Borbély, A.A. (1982): A two process model of sleep regulation. In: Human Neurobiology, 1, 195–204.

Borbély, A.A. (1986): Benzodiazepinhypnotika. Wirkungen und Nachwirkungen von Einzeldosen. In: Hippius, H., Engel, R., Laakmann, G. (Hrsg.): Benzodiazepine, 96–99. Berlin: Springer.

Borkovec, T.D., Fowles, Don C. (1973): Controlled investigation of the effects of progressive and hypnotic relaxation on insomnia. In: Journal of Abnormal Psychology, 82, 1, 153–158.

Borkovec, T.D., Weerts, T.C. (1976): Effects of progressive relaxation on sleep disturbance: an electroencephalographic evaluation. In: Psychosomatic Medicine, 38, 173–180.

Borkovec, T.D., Lane, T., Vanoot, P.H. (1981): Phenomenology of sleep among insomniacs and good sleepers: wakefulness experience when cortically asleep. In: Journal of Abnormal Psychology, 90, 607–609.

Borkovec, T.D. (1982): Insomnia. In: Journal of Consulting and Clinical Psychology, 50, 880–895.

Buysse, D.J., Reynolds, C.F., Monte, T.H., Berman, S.R., Kupfer, D.J. (1989): The Pittsburgh Sleep Quality Index: A new instrument for psychiatric practice and research. In: Psychiatric Research, 28, 193–213.

Campbell, S., Zulley, J. (1985): Ultradian components of human sleep/wake patterns during disentrainment. In: Experimental Brain Research, Suppl. 12, 234–255.

Carskadon, M.A., Dement, W.C., Mitler, M.M., Guilleminault, C., Zarcone, V.P., Spiegel, R. (1976): Self-reports versus sleep laboratory findings in 122 drug-free subjects with complaints of chronic insomnia. In: American Journal of Psychiatry, 133, 1382–1388.

Cernolvsky, Z.Z. (1985): Life stress measures and reported frequency of sleep disorders. In: Percepual and Motor Skills, 58, 39–49.

Chambers, M.J. (1994): Actigraphy and insomnia: a closer look. In: Sleep, 17, 405–407.

Coates, T.J., Thoresen, C.E. (1981): Treating sleep disorders: few answers, some suggestions and many questions. In: Turner, S. et al. (Eds.): Handbook of clinical behaviour therapy. New York.

Coates, T.J., Killen, J.D., George, J., Marchini, E., Silverman, S., Thoresen, C. (1982): Estimating sleep parameters: A multitrait-multimethod analysis. In: Journal of Consulting and Clinical Psychology, 50, 345–352.

Coursey, R.D., Buchsbaum, M., Frankel, B.L. (1975): Personality measures and evoked responses in chronic insomniacs. In: Journal of Abnormal Psychology, 84, 239–249.

D'Zurilla, G., Goldfried, E. (1971): Problem-solving and behavior modification. In: Journal of Abnormal Psychology, 78, 107–126.

Davies, D.R. (1989): A multiple treatment approach to the group treatment of insomnia: a follow-up study. In: Behavioural Psychotherapy, 17, 323–331.

Davies, R. et al. (1986): Countercontrol treatment of sleep-maintenance insomnia in relation of age. In: Psychology and Aging, 1, 3, 233–238.

Diagnostisches und Statistisches Manual Psychischer Störungen Revision (DSM-III-R). Deutsche Bearbeitung und Einführung von Wittchen, H.-U., Saß, H., Zaudig, M., Koehler, K., Weinheim: Beltz-Verlag.

Dreßing, H., Riemann, D. (1994): Diagnostik und Therapie von Schlafstörungen. Stuttgart, Jena: Gustav Fischer.

Ehlers, C.L., Frank, E., Kupfer, D.J. (1988): Social zeitgebers and biological rhythms: a unified approach to unterstanding the etiology of depression. In: Archives of General Psychiatry, 45, 948–952.

Engel, R., Engel-Sittenfeld, P. (1980): Schlafverhalten, Persönlichkeit und Schlafmittelgebrauch von Patienten mit chronischen Schlafstörungen. In: Der Nervenarzt, 51, 22–29.

Espie, C.A. (1991): The psychological treatment of insomnia. Chichester, England: Wiley.

Faust, U., Hole, G. (1991): Der gestörte Schlaf und seine Behandlung. Ulm: Universitätsverlag.

Florin, I. (1978): Entspannung. Desensibilisierung. Ein Leitfaden für die Praxis. Unter Mitarbeit von Gunther Haag. Stuttgart: Kohlhammer Verlag.

Florin, I., Tunner, W. (Hg.) (1975): Therapie der Angst. Systematische Desensibilisierung. München: Urban Schwarzenberg.

Ford, D.E., Kamerow, D.B. (1989): Epidemiologic study of sleep disturbances and psychiatric disturbances. In: Journal of the American Medical Association, 262, 1479–1484.

Frank, E., Frankel, D., Carter, S., Cornes, C., Kupfer, D. (1990): Manual for the adaption of Interpersonal Psychotherapy to the treatment of bipolar disorder. Western Psychiatric Institute and Clinic, Pittsburgh, unpublished manuscript.

Frankel, B.L., Coursey, R.D., Buchbinder, R., Snyder, F. (1976): Recorded and reported sleep in chronic primary insomnia. In: Archives of General Psychiatry, 33, 615–623.

Frankl, V.E. (1975): Paradoxical Intention and dereflection. In: Psychotherapy: theory, research and practice, 12, 226–237.

Freedman, R.R., Sattler, H.L. (1982): Physiological and psychological factors in sleep-onset insomnia. In: Journal of Abnormal Psychology, 91, 380–389.

Good, R. (1975): Frontalis muscle tension and sleep latency. In: Psychophysiology, 12, 465–467.

Görtelmeyer, R. (1981): Schlaffragebogen SF-A und SF-B. In: Collegium Internationale Psychiatriae Scolarum (CIPS) (Hrsg.): Internationale Skalen für Psychiatrie. Weinheim: Beltz.

Graßhoff, U., Schramm, E., Hohagen, F., Riemann, D., Weyerer, S., Berger, M. (1991): Soziodemographische Faktoren und Schlafstörungen. In: Praxis der Klinischen Verhaltensmedizin und Rehabilitation, 4, 183–188.

Hauri, P. (1991): Case studies in insomnia. New York.

Hauri, P. (1982): The sleep disorders. Current concepts. Kalamazoo.

Hauri, P., Olmstead, E.M. (1983): What is the moment of sleep onset for insomniacs? In: Sleep, 6, 10–15.

Hauri, P., Fischer, J. (1986): Persistent psychophysiologic (learned) insomnia. In: Sleep, 9, 38–53.

Hauri, P.J., Wisbey, J. (1992): Wrist actigraphy in insomnia. In: Sleep, 15, 293–301.

Hautzinger, M., Bailer, M., Worall, H., Keller, F. (1992): *Beck-Depressions-Inventar*. Bern: Huber Verlag.

Haynes, S.N., Follingstad, D.R., McGowan, W.T. (1974): Insomnia: sleep patterns and anxiety level. In: Journal of Psychosomatic Research, 18, 69–74.

Haynes, S.N., Adams, A., Franzen, M. (1981): The effects of presleep stress on sleep-onset insomnia. In: Journal of Abnormal Psychology, 90, 601–606.

Haynes, S.N. et al. (1982): The stimulus control paradigm in sleep-onset insomnia: a multimethod assessment. In: Journal of Psychosomatic Research, 26, 333–339.

Heiss, W.D., Pawlik, G., Herholz, K., Wagner, R., Wienhard, K. (1985): Regional cerebral glucose metabolism in man during wakefulness, sleep, and dreaming. In: Brain Research, 327, 362–366.

Heyden, T., Schmeck-Keßler, K., Schreiber, H.-J. (1984): Spezifische Persönlichkeitsmerkmale von Schlafgestörten. In: Zeitschrift für Klinische Psychologie, 13, 288–299.

Hobson, J.A., Lydic, R., Baghdoyan, H.A. (1986): Evolving concepts of sleep cycle generation: From brain centers to neuronal populations. In: Behavioral Brain Sciences, 9, 371–448.

Hobson, J.A., McCarley, R.W., McKenna, T.M. (1986): Cellular evidence bearing on the pontine brainstem hypothesis of desynchronized sleep control. In: Steriade, M., Hobson, A. (Eds.): Neuronal activity during the sleep-wake-cycle. Progress in Neurobiology, Vol. 6, 279–376.

Hoffmann, M.R., Schneider, G., Rasch, T., Schürmann, H., Paterok, B., Müller, T.H., Becker-Carus, C. (im Druck): Fragebogen zur Erfassung spezifischer Persönlichkeitseigenschaften Schlafgestörter II (FEPS II).

Hohagen, F., Rink, K., Schramm, E., Riemann, D., Weyerer, S., Berger M. (1993): Prevalence and treatment of insomnia in general practice. A longitudinal study. In: European Archives of Psychiatry & Clinical Neuroscience, 242, 329–336.

Hohagen, F., Berger, M. (1989): Differentialdiagnose der Schlafstörungen. In: Hippius, H., Lauter, H., Greil, W.: Psychiatrie für die Praxis 10. Der gestörte Schlaf. München.

Hohagen, F., Graßhoff, U., Schramm, E., Ellringmann, D., Riemann, D., Weyerer, S., Berger, M. (1991): Häufigkeit von Schlafstörungen in der allgemeinärztlichen Praxis. In: Praxis der Klinischen Verhaltensmedizin und Rehabilitation, 4, 177–182.

Hohenberger, E., Schindler, L. (1984): Ein verhaltenstherapeutisches Programm zur Behandlung von Schlafstörungen. In: Brengelmann, J.C., Bühringer, G. (Hrsg.): Therapieforschung für die Praxis. Themen der 10. Verhaltenstherapiewoche. Münchnen: Röttger Verlag.

Horne, J.A., Pankhurst, F.L., Reyner, L.A., Hume, K., Diamond, J.D. (1994): A field study of sleep disturbance: Effects of aircraft noise and other factors on 5742 nights of actimetrically monitored sleep in a large subject sample. In: Sleep, 17, 146–159.

International Classification of Sleep Disorders (ICSD) (1990). Kansas: Allen Press.

Internationale Klassifikation psychischer Störungen (ICD-10) (1991). Bern, Göttingen, Toronto: Hans Huber.

Jouvet, M. (1965): Etude de la dualité des états de sommeil et méchanismes de la phase paradoxale. In: Jouvet, M. (Ed.): Aspects anatomofonctionels de la physiologie du sommeil, 397–449. Paris: Centre National de la Recherche Scientifique.

Jouvet, M. (1974): The role of monoaminergic neurons in the regulation and function of sleep. In: Petre-Quadens, O., Schlag, J.D. (Eds.): Basic sleep mechanisms, 207–236. New York: Academic Press.

Jouvet, M. (1984): Indolamines and sleep-inducing factors. In: Experimental Brain Research, Suppl. 8, 81–94.

Kales, A., Preston, T.A., Tan, T.L., Allen, C. (1970a): Hypnotics and altered sleep-dream pattern. I. Allnight EEG studies of glutethimide, methyprylon, and pentobarbital. In: Archives of General Psychiatry, 23, 211–218.

Kales, A., Kales, J.D., Scharf, M.B., Tan, T.L. (1970b): Hypnotics and altered sleep-dream pattern. II. Allnight EEG studies of chloral hydrate, flurazepam, and methaqualone. In: Archives of General Psychiatry, 23, 219–225.

Kales, A., Scharf, M.B., Kales, J.D. (1978): Rebound insomnia: A new clinical syndrome. In: Science, 201, 1039–1041.

Kales, A., Soldatos, C.R., Bixler, E.O., Kales, J.D. (1983a): Early morning insomnia with rapidly eliminated benzodiazepines. In: Science, 220, 95–97.

Kales, A., Soldatos, C.R., Bixler, E.O., Kales, J.D. (1983b): Rebound insomnia and rebound anxiety: A review. In: Pharmacology, 26, 121–137.

Kales, A., Caldwell, A.B., Soldatos, C.R., Bixler, E.O., Kales, J.D. (1983): Biopsychobehavioral correlates of insomnia, II: Pattern specifity and consistency with the Minnesota Multiphasic Personality Inventory. In: Psychosomatic Medicine, 45, 341–356.

Kales, A., Bixler, E.O., Vela-Bueno, A., Cadieux, R.J., Soldatos, C.R., Kales, J.D. (1984): Biopsychobehavioral correlates of insomnia, III: Polygraphic findings of sleep difficulty and their relationship to psychopathology. In: International Journal of Neuroscience, 23, 43–56.

Kales, A., Kales, J.D. (1984): Evaluation and treatment of insomnia. New York, Oxford: University Press.

Klerman, G.L., Weissman, M.M., Rounsaville, B.J., Chevron, E. (1984): Interpersonal psychotherapy of depression. New York: Basic Books.

Knab, B. (1987): Das Bewußtsein von Wachen und Schlafen: Mögliche Implikationen für die Beurteilung von Schlafstörungen. Diss. München.

Knab, B. (1995): Schlafstörungen. Stuttgart: Kohlhammer.

Kripke, D.F. et al. (1979): Short and long sleep and sleeping pills. In: Archieves of General Psychiatrie, 36, 103–116.

Lacks, P., Rotert, M. (1986): Knowledge and practice of sleep hygiene techniques in insomniacs and good sleepers. In: Behavior Research and Therapy, 24, 365–368.

Lacks, P., Morin, C.M. (1992): Recent advances in the assessment and treatment of insomnia. In: Journal of Consulting and Clinical Psychology, 60, 4, 586–594.

Lauer, C., Riemann, D., Lund, R., Berger, M. (1987): Shortened REM latency. A concequence of psychological strain? In: Psychophysiology, 24, 263–271.

Lazarus, A. (1993): Innenbilder. Imagination in der Therapie und als Selbsthilfe. 2. Auflage. München: Pfeiffer Verlag.

Laux, L., Glanzmann, P., Schaffner, P., Spielberger, C.D. (1981): Das State-Trait-Angstinventar. Weinheim: Beltz.

Lichstein, K.L., Fischer, S.M. (1985): Insomnia. In: Hersen, M., Bellack, A.S. (Eds.): Handbook of clinical behavior therapy with adults, 319–352. New York.

Lichstein, K.L., Rosenthal, T.L. (1980): Insomniacs' perceptions of cognitive versus somatic determinants of sleep disturbance. In: Journal of Abnormal Psychology, 89, 105–107.

Lick, J., Heffler, D. (1977): Relaxation training and attention placebo in the treatment of severe insomnia. In: Journal of Consulting and Clinical Psychology, 45, 153–161.

Livingston, G., Blizard, B., Mann, A. (1993): Does sleep disturbance predict depression in elderly people? A study in inner London. In: British Journal of General Practice, 43, 445–448.

Mitchell, K.R. (1979): Behavioral treatment of presleep tension and instrusive cognitions in patients with severe predormital insomnia. In: Journal of Behavior Medicine 2, 57–69.

Moldofsky, H., Lue, F.A., Eisen, J., Keystone, E., Gorczynski, R.M. (1986): The relationship of interleukin-1 and immune functions to sleep in humans. In: Psychosomatic Medicine, 48, 309–318.

Monk, T.H., Flaherty, J.F., Frank, E., Hiskonson, K., Kupfer, D.J. (1990): The social rhythm metric (SRM): An instrument to quantify the daily rhythms of life. In: Journal of Nervous and Mental Disease, 178, 120–126.

Monk, T.H., Kupfer, D.J., Frank, E., Ritentour, A. (1991): The social rhythm metric (SRM): Measuring daily social rhythms over a 12 week period.

Morin, C.M. (1993): Insomnia – Psychological assessment and management. New York: Guilford Press.

Nicassio, P.M. et al. (1985): the phenomenology of the presleep state: the development of the pre-sleep arousal scale. In: Behavior Research and Therapy, 23, 263–271.

Oswald, I., Priest, R.G. (1965): Five weeks to escape the sleeping-pill habit. In: British Medical Journal, 2, 1093–1095.

Paterok, B., Weglage, J. (1993): Gruppenpsychotherapie bei Insomnie. In: Meier-Ewert, K., Rüther, E. (Hrsg.): Schlafmedizin. Stuttgart: Gutav Fischer-Verlag.

Rechtschaffen, A., Kales, A. (1968): A manual of standardized terminology, techniques and scoring system for sleep stages of human subjects. Washington, DC: US Government Printing Office, Public Health Service.

Sanavio, E. (1988): Pre-sleep cognitive intrusions and treatment of onset-insomnia. In: Behavior Research and Therapy, 26, 451–459.

Sanavio, E., Vidotto, G., Bettinardi, O., Rolletto, T., Zorzi, M. (1990): Behaviour therapy for DIMS: comparison of three treatment procedures with follow-up. In: Behavioural Psychotherapy, 18, 151–167.

Scharfenstein, A., Basler, H.-D. (1991): Psychologische Gruppenbehandlung chronischer Schlafstörungen in Allgemeinarztpraxen. In: Praxis der Klinischen Verhaltensmedizin und Rehabilitation, 15, 212–220.

Schindler, L., Hohenberger, E. (1982): Die verhaltenstherapeutische Behandlung von Schlafstörungen: Status und Perspektiven. In: Psycholog. Beiträge, 24, 549–582.

Schindler, L., Hohenberger, E., Müller, G. (1984): Der Vergleich von guten und schlechten Schläfern. Eine Studie zur Exploration möglicher Interventionsbereiche. In: Praxis der Psychotherapie und Psychosomatik, 29, 145–153.

Schindler, L., Hohenberger-Sieber, E., Pauli, P. (1988): Korrelate des gestörten Schlafes: Eine Replikationsstudie. In: Zeitschrift für Klinische Psychologie, Psychopathologie und Psychotherapie, 36, 118–127.

Schoicket, S.L., Bertelson, A.D., Lacks, P. (1988): Is sleep hygiene a sufficient treatment for sleep-maintenance insomnia? In: Behavior Therapy, 19, 183–190.

Schramm, E., Riemann, D. (Hg.) (1995): Internationale Klassifikation der Schlafstörungen ICSD. Weinheim: Psychologie Verlags Union.

Schramm, E., Hohagen, F., Graßhoff, U., Berger, M. (1991): Strukturiertes Interview für Schlafstörungen nach DSM-III-R (SIS-D). Weinheim: Beltz.

Schramm, E., Hohagen, F., Graßhoff, U., Riemann, D., Hajak, G., Wees, H.G., Berger, M. (1993): Test-retest reliability of a structured interview for sleep disorders according to DSM-III-R. In: American Journal of Psychiatry, 150, 867–872.

Schramm, E., Hohagen, F. (1994): Leitfaden zur Diagnostik und Therapie von Schlafstörungen. Psych. Univ. Klinik Freiburg.

Schramm, E., Hohagen, F., Backhaus, J., Lis, S., Berger, M. (1995): Effectiveness of a multicomponent group treatment for insomnia. Behavioral Psychotherapy, 23, 109–127.

Schramm, E., Hohagen, F., Käppler, C., Grasshof, U., Berger, M.: (1995) Psychiatric comorbidity of insomnia in general practice attenders using DSM-III-R. Acta Scandinavia Psychiatrica, 91, 16–17.

Sloan, E.P., Hauri, P., Bootzin, R., Morin, C., Stevenson, M., Shapiro, C.M. (1993): The nuts and bolts of the behavioral therapy for insomnia. Journal of Psychosomatic Research, 37, Suppl. 1, 19–37.

Thoresen, C.E., Coates, T.J., Zarcone V.P., Kirmil-Gray, K., Rosekind M.R. (1980): Treating the complaint of insomnia: self-management perspectives. In: Ferguson, J.M., Taylor,

C.B. (Hg.) (1980): The comprehensive handbook of behavioral medicine. Vol. 1: Systems Intervention. MPT International Medical Publishers.

Torsvall, L., Akerstedt, T. (1988): Disturbed sleep while being on-call: an EEG study of ships' engineers. In: Sleep, 11, 35–38.

Ullrich, R., Ullrich de Muynck, R. (1976): Das Assertiveness-Training Programm ATP: Einübung in Selbstvertrauen und soziale Kompetenz, Teil I-III. München: Pfeiffer Verlag.

Vollrath, M., Wicki, W., Angst, J. (1989): The Zurich Study: VIII. Insomnia: association with depression, anxiety, somatic syndromes, and course of insomnia. In: European Archives of Psychiatry and Neurological Sciences, 239, 113–124.

Watts, F.N., Coyle, K., East, M.P. (1994): The contribution of worry to insomnia. In: British Journal of Clinical Psychology, 33, 211–220.

Weyerer, S., Dilling, H. (1991): Prevalence and treatment of insomnia in the community: Results from the upper bavarian field study. In: Sleep, 14, 392–398.

Wittchen, H.-U., Zaudig, M., Schramm, E. et al. (1988): Strukturiertes Klinisches Interview für DSM-III-R. Weinheim: Beltz-Test.

Woolfolk, R.L., McNulty, T.F. (1983): Relaxation Treatment for insomnia: a component analysis. In: Journal of Consulting and Clinical Psychology, 51, 495–503.

Zwart, C.A., Lisman, S.A. (1979): Analysis of stimulus control treatment of sleep-onset insomnia. In: Journal of Consulting and Clinical Psychology, 47, 113–118.

Einführende Literatur zum Thema Schlaf und Schlafstörungen

Berger, M. (Hrsg.; 1992): Handbuch des normalen und des gestörten Schlafs. Unter Mitarbeit von Dieter Riemann und Axel Steiger. Heidelberg: Springer-Verlag.

Borbély, A.A. (1984): Das Geheimnis des Schlafs. Neue Wege und Erkenntnisse der Forschung. Stuttgart: Deutsche-Verlags-Anstalt.

Dressing, H., Riemann, D. (1994): Diagnostik und Therapie von Schlafstörungen. Stuttgart, Jena, New York: Gustav Fischer-Verlag.

Koella, W.P. (1988): Die Physiologie des Schlafs. Stuttgart, Jena, New York: Gustav Fischer-Verlag.

Zimmer, D. (1984): Wenn wir schlafen und träumen. München: Kösel-Verlag.

Die Autoren

Dr. Dieter Riemann ist Diplompsychologe und Professor für Klinische Psychophysiologie an der Psychiatrischen Universitätsklinik in Freiburg. Er arbeitet seit 15 Jahren auf dem Gebiet der Schlaf- und Depressionsforschung und leitet zusammen mit Dr. Hohagen das Schlaf-EEG-Labor der Psychiatrischen Universitätsklinik. Klinisch-psychologisch arbeitet er verhaltenstherapeutisch und ist spezialisiert auf Patienten mit Insomnien.

Jutta Backhaus ist Diplompsychologin und wissenschaftliche Mitarbeiterin am Schlaf-EEG-Labor der Psychiatrischen Universitätsklinik in Freiburg, wo sie diagnostisch und therapeutisch vorwiegend mit schlafgestörten Patienten arbeitet. Einen Schwerpunkt ihrer wissenschaftlichen Arbeit bilden kognitive und verhaltenstherapeutische Konzepte zur Behandlung von Insomnien.

Dr. Elisabeth Schramm ist Diplompsychologin und in kognitiver Verhaltenstherapie und interpersoneller Psychotherapie ausgebildet. Nach einem zweijährigen Auslandsaufenthalt in Pittsburgh und Los Angeles, USA, hat sie ihre Tätigkeit an der Psychiatrischen Universitätsklinik in Freiburg wieder aufgenommen. Klinische und Forschungsschwerpunkte sind neue Therapiekonzepte bei Depression sowie die Diagnostik und Therapie von Schlafstörungen.

Dr. Fritz Hohagen ist Privatdozent und Facharzt für Neurologie und Psychiatrie sowie Leitender Oberarzt der Psychiatrischen Universitätsklinik in Freiburg. In den vergangenen Jahren hat er sich intensiv mit Schlaf bei psychiatrischen Erkrankungen, der Epidemiologie von Schlafstörungen und Schlaf im Alter befaßt. Er leitet zusammen mit Dr. Dieter Riemann das Schlaf-EEG-Labor der Psychiatrischen Klinik.

Dr. Ulrich Voderholzer ist Assistenzarzt an der Psychiatrischen Universitätsklinik in Freiburg und beschäftigt sich wissenschaftlich mit den Interaktionen zwischen der Schlaf-Wach-Rhythmik und neuroendokriner Sekretion. Klinisch konzentriert er sich neben seiner psychiatrischen Arbeit auf die Diagnostik und Therapie von schlafgestörten Patienten.

Materialien für die psychosoziale Praxis

Herausgegeben von Prof. Dr. Martin Hautzinger
und Prof. Dr. Franz Petermann

Dieter Betz, Helga Breuninger
Teufelskreis Lernstörungen
Theoretische Grundlegung und Standardprogramm
3., neu ausgest. Aufl. 1993. ISBN 3-621-27167-8

Peter Fiedler, Thomas Niedermeier, Christoph Mundt
Gruppenarbeit mit Angehörigen schizophrener Patienten
Materialien für die Therapeutische Gruppenarbeit
mit Angehörigen und Familien
1986. ISBN 3-621-27021-3

Alexa Franke
Gruppentraining gegen psychosomatische Störungen
2., überarb. Aufl. 1991. ISBN 3-621-27101-5

Siegfried Grosse
Bettnässen
Diagnostik und Therapie,
2., veränd. Aufl. 1991. ISBN 3-621-27007-8

Kurt Hahlweg, Heijo Dürr, Ursula Müller
Familienbetreuung schizophrener Patienten
Ein verhaltenstherapeutischer Ansatz zur Rückfallprophylaxe
Konzepte, Behandlungsanleitung und Materialien
1995. ISBN 3-621-27153-8

Martin Hautzinger, Wolfgang Stark, Renate Treiber
Kognitive Verhaltenstherapie bei Depressionen
Behandlungsanleitungen und Materialien
3. Aufl. 1994. ISBN 3-621-27061-2

Johannes Herrle, Christine Kühner (Hrsg.)
Depression bewältigen
Ein kognitiv-verhaltenstherapeutisches Gruppenprogramm nach P.M. Lewinsohn,
1994. ISBN 3-621-27224-0
Übungsbuch für Kursteilnehmer
Je 5 Exemplare. ISBN 3-6221-27239-9

Stephan Hoyndorf, Marion Reinhold, Fred Christmann
Behandlung sexueller Störungen
Ätiologie, Diagnostik, Therapie, Sexuelle Dysfunktionen,
Mißbrauch, Delinquenz
1995. ISBN 3-621-27269-0

Corinna Jacobi, Andreas Thiel, Thomas Paul
**Kognitive Verhaltenstherapie bei
Anorexia und Bulimia nervosa**
1995. ISBN 3-621-27283-6

Wolfgang Jaede, Jürgen Wolf, Barbara Zeller-König
**Gruppentraining mit Kindern aus
Trennungs- und Scheidungsfamilien**
1996. ISBN 3-621-27312-3

Gerhard W. Lauth, Peter F. Schlottke
Training mit aufmerksamkeitsgestörten Kindern
Diagnostik und Therapie
2., korr. Aufl. 1994. ISBN 3-621-27134-1

Birgit Lehner, Franz X. Eich
**Neuropsychologisches Funktionstraining für
hirnverletzte Patienten (NFT)**
Therapiemanual zur Förderung kognitiver Funktionen
1990. ISBN 3-621-27091-4

Franz Petermann, Ulrike Petermann
Training mit aggressiven Kindern
Einzeltraining, Kindergruppen, Elternberatung
7. Aufl. 1995. ISBN 3-621-27157-0

Franz Petermann, Ulrike Petermann
Training mit Jugendlichen
Förderung von Arbeits- und Sozialverhalten
5., überarb. Aufl. 1996. ISBN 3-621-27199-6

Franz Petermann, Ulrike Petermann
Training mit sozial unsicheren Kindern
Einzeltraining, Kindergruppen, Elternberatung
6., überarb. Aufl. 1996. ISBN 3-621-27341-7

Jörg Petry
Alkoholismustherapie
Gruppentherapeutische Motivierungsstrategien
2., überarb. u. erw. Aufl. 1993. ISBN 3-621-27143-0

Ulrich Pfingsten, Rüdiger Hinsch
Gruppentraining sozialer Kompetenzen (GSK)
Grundlagen, Durchführung, Materialien
2., überarb. Aufl. 1991. ISBN 3-621-27112-0

Dieter Riemann, Jutta Backhaus
Behandlung von Schlafstörungen
Ein psychologisches Gruppenprogramm
1996. ISBN 3-621-27320-4

Volker Roder, Hans D. Brenner, Norbert Kienzle, Bettina Hodel
**IPT
Integriertes psychologisches Therapieprogramm
für schizophrene Patienten**
3., korr. Aufl. 1995. ISBN 3-621-27275-5

Ute Strehl, Niels Birbaumer
**Verhaltensmedizinische Intervention
bei Morbus Parkinson**
1996. ISBN 3-621-27322-0